Konstantinos Savvatis

Immunmodulation durch MMP-2 in der viralen Myokarditis

Konstantinos Savvatis

Immunmodulation durch MMP-2 in der viralen Myokarditis

Südwestdeutscher Verlag für Hochschulschriften

Impressum / Imprint
Bibliografische Information der Deutschen Nationalbibliothek: Die Deutsche Nationalbibliothek verzeichnet diese Publikation in der Deutschen Nationalbibliografie; detaillierte bibliografische Daten sind im Internet über http://dnb.d-nb.de abrufbar.
Alle in diesem Buch genannten Marken und Produktnamen unterliegen warenzeichen-, marken- oder patentrechtlichem Schutz bzw. sind Warenzeichen oder eingetragene Warenzeichen der jeweiligen Inhaber. Die Wiedergabe von Marken, Produktnamen, Gebrauchsnamen, Handelsnamen, Warenbezeichnungen u.s.w. in diesem Werk berechtigt auch ohne besondere Kennzeichnung nicht zu der Annahme, dass solche Namen im Sinne der Warenzeichen- und Markenschutzgesetzgebung als frei zu betrachten wären und daher von jedermann benutzt werden dürften.

Bibliographic information published by the Deutsche Nationalbibliothek: The Deutsche Nationalbibliothek lists this publication in the Deutsche Nationalbibliografie; detailed bibliographic data are available in the Internet at http://dnb.d-nb.de.
Any brand names and product names mentioned in this book are subject to trademark, brand or patent protection and are trademarks or registered trademarks of their respective holders. The use of brand names, product names, common names, trade names, product descriptions etc. even without a particular marking in this works is in no way to be construed to mean that such names may be regarded as unrestricted in respect of trademark and brand protection legislation and could thus be used by anyone.

Coverbild / Cover image: www.ingimage.com

Verlag / Publisher:
Südwestdeutscher Verlag für Hochschulschriften
ist ein Imprint der / is a trademark of
AV Akademikerverlag GmbH & Co. KG
Heinrich-Böcking-Str. 6-8, 66121 Saarbrücken, Deutschland / Germany
Email: info@svh-verlag.de

Herstellung: siehe letzte Seite /
Printed at: see last page
ISBN: 978-3-8381-3632-5

Zugl. / Approved by: Berlin, Charité, Diss., 2009

Copyright © 2013 AV Akademikerverlag GmbH & Co. KG
Alle Rechte vorbehalten. / All rights reserved. Saarbrücken 2013

Inhaltsverzeichnis

1 Einleitung   **1**

     1.1   Die akute Myokarditis 1

         1.1.1   Definition 1

         1.1.2   Epidemiologie 1

         1.1.3   Ätiologie 1

         1.1.4   Klinischer Verlauf und Prognose 2

     1.2   Pathophysiologie der akuten Myokarditis 3

         1.2.1   Viruseintritt und virale Phase 4

         1.2.2   Immunreaktion 6

         1.2.3   Kardiales "Remodelling" 9

     1.3   Die Matrix-Metalloproteinasen 11

         1.3.1   Funktion der Matrix-Metalloproteinasen 11

         1.3.2   Matrix-Metalloproteinasen und Herzerkrankungen 12

         1.3.3   Die Matrix-Metalloproteinase-2 13

     1.4   Fragestellung der Arbeit 15

2 Material und Methoden   **16**

     2.1   Studiendesign 16

     2.2   Mausstämme 17

     2.3   Virus und Infektion 17

     2.4   Charakterisierung der LV-Funktion 18

         2.4.1   Prinzip der Konduktanzkatheter-Untersuchung 19

         2.4.2   Betäubung und Intubation 20

         2.4.3   Operativer Eingriff und Messung 20

     2.5   Untersuchung der Mortalität 23

     2.6   Molekularbiologische Methoden 23

	2.6.1	RNA-Extraktion	23
	2.6.2	Reverse Transkription	24
	2.6.3	"Real Time"-Polymerase Kettenreaktion	25
	2.6.4	Durchführung der TagMan-PCR	25
	2.6.5	Verwendete Primer	27
	2.6.6	Bestimmung der Viruslast	28
2.7	Immunhistochemie		28
	2.7.1	Anfertigung der Cryoschnitte	29
	2.7.2	Prinzip der Immunhistochemie	29
	2.7.3	Färbungsprozedur	30
	2.7.4	Zymographische Bestimmung der Aktivität von MMP-2 und -9	33
2.8	Statistische Auswertung		36
2.9	Material		37

3 Resultate — 41

3.1	Körper- und Herzgewicht		41
3.2	Charakterisierung der Herzfunktion		41
	3.2.1	Hämodynamische Funktion unter Basalbedingungen	41
	3.2.2	Hämodynamische Funktion bei den infizierten Tieren	43
3.3	Mortalität		44
3.4	Myokardfibrose		44
3.5	Inflammation		47
	3.5.1	Immunzellinfitration	47
	3.5.2	Zytokin- und Chemokinexpression	52
	3.5.3	Adhäsionsmoleküle	56
3.6	Aktivität und Expression von Matrix Metalloproteinasen		57
3.7	Apoptose		58
3.8	Viruslast		62

4 Diskussion — 63

4.1	Kardiale Funktion		63
	4.1.1	Hämodynamische Funktion unter Basalbedingungen	63
	4.1.2	Hämodynamische Funktion während der akuten Myokarditis	63

4.2	Kardiales "Remodelling"		66
4.3	Inflammation		67
	4.3.1	Zellinfiltration	67
	4.3.2	Adhäsionsmoleküle	69
	4.3.3	Zytokine und Chemokine	70
4.4	Apoptose		72
4.5	Viruslast		73
4.6	Morbidität und Mortalität		74
4.7	Vergleich zur Rolle der MMP-2 in anderen Herzerkrankungen		74
4.8	Hypothetischer Mechanismus		75
4.9	Methodenkritik		76

5 Zusammenfassung — **78**

Abkürzungsverzeichnis

dP/dt_{max}	Maximale Druckanstiegsgeschwindigkeit
dP/dt_{min}	Maximale Druckabfallsgeschwindigkeit
APZ	Antigenpräsentierende Zelle
BCA	Bicinchoninicsäure
BSA	Bovines Serumalbumin
CAR	Coxsackie-Adenovirus-Rezeptor
CD	"Cluster of Differentiation"
cDNA	"complementary"-Desoxyribonukleinsäure
CO	"Cardiac output", Herzzeitvolumen
CVB	Coxsackievirus B
DAF	Decay Accelerating Factor
DCM	Dilatative Kardiomyopathie
DNA	Desoxyribonukleinsäure
EF	Ejektionsfraktion
EZM	Extrazelluläre Matrix
HR	Herzfrequenz
ICAM	"Intercellular Adhesion Molecule"
IFN	Interferon
IL	Interleukin
LV	Linker Ventrikel
LVEDP	Linksventrikulärer enddiastolischer Druck
LVEDV	Linksventrikuläres enddiastolisches Volumen
LVESP	Linksventrikulärer endsystolischer Druck
LVESV	Linksventrikuläres endsystolisches Volumen
MCP	Monocyte Chemotactic Protein
MHC	Major Histocompatibility Complex
MIP	Macrophage Inflammatory Protein
NK	Natural Killer
P	Druck
PAMP	pathogen-associated molecular patterns
PBS	"Phosphat Buffered Solution"
RIPA-Puffer	"Radio Immuno Precipitation Assay"-Puffer
RNA	Ribonukleinsäure
rpm	Drehungen pro Minute
RT	Raumtemperatur
RT-PCR	"Real-time" (Echtzeit)-Polymerasen-Kettenreaktion
SDF	Stromal cell-Derived Factor

SDS-PAGE	"Sodium dodecyl sulfate polyacrylamide gel electrophoresis"
ssRNA	Einzelstrang-Ribonukleinsäure
SV	Schlagvolumen
t	Zeit
TBS	"Tris Buffers Saline"
TGF	"Tumor Growth Factor"
TIMP	"Tissue Inhibitor of Metalloproteinases"
TLR	Toll-like Rezeptoren
TNF	Tumor-Nekrose-Faktor
V	Volumen
VCAM	"Vascular Cell Adhesion Molecule"
VP	Virales Protein

1. Einleitung

1.1 Die akute Myokarditis

1.1.1 Definition

Als Myokarditis wird die Inflammation des kardialen Gewebes durch Exposition entweder an exogenen Antigenen, wie z.B. Viren, Bakterien, Parasiten und Medikamenten oder endogenen Triggern (Tab. 1.1.3), wie z.B. Autoantikörpern gegen körpereigene Antigene, definiert [81]. Nach den klassischen *Dallas* histopathologischen Kriterien müssen in der Myokardbiopsie inflammatorische Zellen zusammen mit nekrotischen Kardiomyozyten auf dem selben mikroskopischen Präparatschnitt nachweisbar sein, um die Diagnose einer Myokarditis zu stellen [3]. Heutzutage ist allerdings die Diagnostik der Myokarditis durch zusätzliche immunhistochemische, molekularbiologische und bildgebende Nachweismethoden erweitert worden [20]. Nach der Definition des Weltverbandes für Herzerkrankungen ("World Heart Federation") wird die aktive Myokarditis quantitativ durch eine Infiltration von $\geqslant 14$ Lymphozyten $\pm$ Makrophagen pro mm^2 und gleichzeitig eine Zellnekrose und Ödem definiert [84].

1.1.2 Epidemiologie

Es ist schwer die genaue Inzidenz der Myokarditis zu bestimmen. Schätzungsweise beträgt sie 8-10 pro 100.000 der Bevölkerung [81]. Der subklinische Verlauf vieler Fälle macht die genaue Berechnung der Inzidenz und Prävalenz allerdings zusätzlich schwierig. Die Prävalenz der Myokarditis in Obduktionen beträgt 1-5%. In einer pathologischen Untersuchung junger Erwachsener, die an plötzlichem Herztod gestorben waren, erreichte die Inzidenz sogar 8.6% [32].

1.1.3 Ätiologie

Die häufigsten Ursachen sind virale Erreger, hierunter sind die wichtigsten die Coxsackieviren der Gruppe B und andere Enteroviren, das Adenovirus, das Parvovirus B19, das Hepatitis C Virus, das Humane Immundefizienz-Virus (HIV) und das Influenzavirus. Interessanterweise gibt es eine unterschiedliche geographische Verteilung der Virus-Prävalenzen: in Nord-Amerika sind die Enteroviren [8], in West-Europa das Parvovirus B19 [72] und in Japan das Hepatitis-C-Virus (HCV)

[86] häufiger. Coxsackieviren gelten traditionell als die dominanten Erreger, vor allem bei Neugeborenen und Kleinkindern [30].

Viral (häufigste Ursachen)	Fungal	Clozapin
Adenovirus	Histoplasma	Cephalosporine
Coxsackievirus/Enterovirus	Aspergillus	Penicilline
Cytomegalovirus	Candida	Trizyklische Antidepressiva
Parvovirus B19	Coccidioides	**Autoimmun**
Hepatitis C Virus	Kryptokokken	Varizella Vakzin
Influenza	**Protozoal**	Giant-cell Myokarditis
HIV	Trypanosoma cruzi	Churg-Strauss Syndrome
Herpes Virus	**Parasiten**	Sjögren Syndrome
EBV	Schistosomiasis	Entzündliche Darmerkrankung
Bakteriell	Larva migrans	Zöliakie
Mykobakterium Spezies	**Toxine**	Sarkoidose
Chlamydia pneumoniae	Anthrazykline	SLE
Streptokokken Spezies	Kokain	Takayasu Arteriitis
Mykoplasma pneumoniae	**Hypersensitivität**	Wegener Granulomatose
Treponema pallidum	Sulfonamide	

Tabelle 1.1: Ursachen der Myokarditis nach *Liu* [81]

1.1.4 Klinischer Verlauf und Prognose

Das klinische Bild der viralen Myokarditis variiert sehr und reicht von einer einfachen febrilen Erkrankung, ähnlich wie die Influenza, bis zur akuten Herzinsuffizienz mit linksventrikulärer Dysfunktion. Die akute Form mit Dysfunktion verschiedener Organe tritt häufiger bei Neugeborenen und Kleinkindern auf, während es sich bei den erwachsenen Patienten häufiger um ein leichteres Krankheitsbild handelt.

Dennoch gibt es unterschiedliche Verläufe der Erkrankung auch bei erwachsenen Patienten: Patienten mit mildem Verlauf, geringgradiger kardialer Dysfunktion und spontaner Viruselimination erholen sich in der Regel vollständig [73]. Patienten mit schwerem Verlauf und linksventrikulärer Dysfunktion haben dagegen eine schlechtere Prognose: mindestens ein Drittel von ihnen wird eine chronische Herzinsuffizienz entwickeln, ca. 25% sterben oder müssen transplantiert werden; der Rest erholt sich vollständig [36].

Die Myokarditis bzw. die inflammatorische Kardiomyopathie kann nach klinischen und histopathologischen Kriterien in 4 Formen eingeteilt werden [82, 30]:

1. Fulminante Myokarditis, mit linksventrikulärer Dysfunktion und Herzinsuffizienz innerhalb von 2-3 Wochen nach einer viralen Infektion.
2. Subakute Myokarditis, mit mäßig eingeschränkter linksventrikulärer Funktion und unspezifischen Symptomen.
3. Chronisch-aktive Myokarditis, mit mäßig eingeschränkter LV-Funktion und unspezifischen Symptomen. Endomyokardiale Biopsie zeigt eine andauernde Inflammation, myokardialen Schaden und aktive Bildung von Narbengewebe.
4. Chronisch-persistierende Myokarditis, mit normaler LV-Funktion und atypischen Symptomen. In der Biopsie lässt sich eine persistierende Inflammation nachweisen.

Der Ausgang dieser unterschiedlichen Krankheitsverläufe ist unvorhersehbar und variiert stark: Patienten, die eine akute Myokarditis überstehen, können eine komplette Erholung zeigen, können aber auch eine dilatative oder eine konstriktive Kardiomyopathie entwickeln [30].

1.2 Pathophysiologie der akuten Myokarditis

Unsere heutigen Erkenntnisse über den Verlauf der Myokarditis basieren auf experimentellen Daten und auf Untersuchungen von humanen Herzbiopsien [103, 105]. Die experimentellen Daten stammen aus den murinen Myokarditis-Modellen durch Enteroviren, hauptsächlich durch Gruppe B-Coxsackieviren.

Coxsackieviren sind hüllenlose Enteroviren und gehören zu der Familie der *Picornaviridae*. Sie sind human- und mauspathogen und werden fäkal-oral transportiert. Man unterscheidet 2 Serogruppen, A und B, mit 23 A- und 6 B-Serotypen (CVB1-6). Die Gruppe A verursacht hauptsächlich Magen- und Darmerkrankungen, während Gruppe B mit verschiedenen Krankheiten assoziiert ist, wie z.B. Myokarditis, Diabetes mellitus Typ 1, aseptischer Meningitis und Pankreatitis. Das Virion hat einen 25-30 nm langen Diameter und ist ikosaedrisch. Sein Genom besteht, wie bei allen Picornaviren, aus einem positiven Einzelstrang RNA, ca. 7-8 kb lang. Dies ist von einem Kapsid umhüllt, das von ca. 60 Kopien aus jeweils 4 viralen Proteinen (VP)1-4 aufgebaut wird [125]. Der Serotyp CVB3 wurde in verschiedenen Studien als der dominante Erreger der Myokarditis herausgestellt und ist mit ungefähr 20-40% der akuten Myokarditis oder DCM assoziiert [6, 43].

Die Entwicklung der Erkrankung wird durch die Interaktion zwischen Virus und Immunsystem gesteuert. Es werden drei, zum Teil überlappende Stadien, unterschieden [30]:

- Virale Phase

- Immunreaktion

- "Remodelling" Stadium

1.2.1 Viruseintritt und virale Phase

Das Coxsackievirus dringt durch eine Eintrittspforte in den Körper ein, meistens im Magen-Darm-Trakt. Innerhalb von 2 Stunden nach der Infektion befindet sich das Virus bereits in den Lymphknoten und der Milz und kurz später im Pankreas. Das sind die primären Organe, die das Virus infiziert. Dort beginnt es seine Replikation und von da aus wird es über die Blut- und Lymphgefässe in seine sekundären Zielorgane transportiert. Hierzu gehören das Herz, das Gehirn und die Leber [125]. In der Milz und in den Lymphknoten repliziert sich das CVB3 innerhalb der T-, B-Zellen und Makrophagen. Damit sind diese Immunzellen die Hauptträger des Virus in die Endorgane [83]. CVB3 bindet direkt an den Komplementfaktor C3 und diese Interaktion ist notwendig für die Persistenz des Virus in den Keimzentren der Lymphknoten; dort werden die B-Zellen infiziert, die später das Virus verbreiten [93]. Im Herzen, sowie in den anderen Organen, benutzt das CVB3 einen Rezeptor oder einen Rezeptorkomplex, um in die Zellen einzudringen. Hauptrezeptor für diesen Prozess ist der Coxsackie-Adenovirus-Rezeptor (CAR) [125]. Oft verwendet das Virus einen Korezeptor, den "Decay Accelerating Factor" (DAF), der mit dem CAR einen Komplex bildet. CAR gehört zur Familie der Immunglobuline und hat Adhäsionsmolekül-Eigenschaften [83]. Er befindet sich in der Zonula occludens zwischen den epithelialen und endothelialen Zellen und ist normalerweise vom Virus nicht zu erreichen. Zytokine, wie TNF-α und IL-1β, verursachen eine Verteilung von CAR auch außerhalb der Zonula occludens, wo er vom Virus gebunden wird. Die Produktion von CAR und DAF auf der Zelloberfläche der verschiedenen Organe bestimmt den Virustropismus für diese bestimmten Organe [51]. Beim Menschen befindet sich CAR im Herzen, Pankreas, Gehirn, in der Prostata, der Leber und im Darm [114]. Die CAR-Expression nimmt mit dem Alter ab. Die Expressionsprofile als solche können nicht die Prädisposition aller Gewebe in den experimentellen Mausmodellen erklären, was für die Existenz anderer Faktoren und Rezeptoren spricht, die eine Rolle beim Viruseintritt und -replikation spielen [51].

1.2 Pathophysiologie der akuten Myokarditis

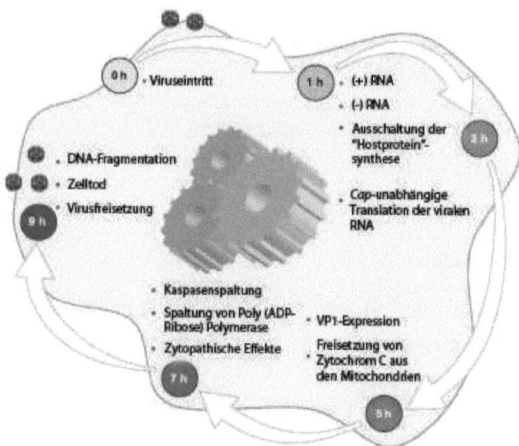

Abbildung 1.1: Direkter Zellschaden durch das CVB3. In einem Zellkultur-Modell einer CVB3-Infektion ist die produzierte virale RNA bereits 1-2 Stunden nach der Infektion zu erkennen. Virale Proteasen spalten "Host"-Zellproteine und führen zur Ausschaltung der Translation der "Host"-RNA. Virale Proteasen spalten ferner Proteine der Transkription oder des Zytoskelettes. Der Expression der viralen Proteine folgt die Freisetzung von Zytochrom C aus den Mitochondrien, welches proapoptotische Wirkung ausübt. Die Caspasen werden gespalten und apoptotische Vorgänge werden induziert. Modifiziert nach *Esfandiarei et al.* [30]

Durch die Bindung an CAR kommt die Virus-RNA in die Zelle. Dort beginnt die Transkription und dadurch die Produktion der Virusproteine. Es werden die vier strukturellen Proteine des Kapsids (VP1-4), sowie Proteasen und Polymerasen synthetisiert [30].
Nachdem das CVB3 das Herz erreicht hat, infiziert es die Kardiomyozyten durch ihren CAR-Rezeptor. In der viralen Phase wird durch das Virus direkter Schaden an den Kardiomyozyten verursacht (Abb 1.1): die Virusproteasen bauen Zellproteine, wie das Dystrophin und verschiedene Transkriptionsfaktoren, ab, während das Virus die Synthesemechanismen der "Hostzelle" ausschaltet, sich repliziert und anschließend durch Zelllyse oder Induktion von Zellapoptose aus der Zelle freigesetzt wird und erneut benachbarte Zellen infiziert [30].

1.2.2 Immunreaktion

Die Immunreaktion gegen CVB3 ist komplex und besteht aus verschiedenen Mechanismen des spezifischen und unspezifischen Immunsystems. Eine spezifische Immunreaktion gegen CVB3 ist in der Regel nötig, um das Virus komplett zu eliminieren. Da aber die spezifische Reaktion bei einer primären Infektion beim Menschen erst nach 7-14 Tagen beginnt, spielt in den Anfangsstadien der Infektion das unspezifische Immunsystem eine wichtige Rolle, sowohl für die Aktivierung der Effektor-Zellen, als auch für die Steuerung der spezifischen Reaktionen [51].

1.2.2.1 Unspezifische Immunabwehr

Zytokine bei der akuten Coxsackievirus B3-Myokarditis: Die unspezifische Immunabwehr wird wesentlich durch die Familie der "Toll-like" Rezeptoren (TLRs) initiiert. Diese erkennen so genannte virale oder bakterielle "pathogen-associated molecular patterns" (PAMPs). Bis heute sind 12 murine TLRs bekannt, von denen die Subtypen TLR7 und TLR8 Einzelstrang RNA (ssRNA), wie es das CVB3 ist, erkennen können [98]. Ihre Aktivierung induziert schließlich über eine intrazelluläre Signaltransduktion die Genaktivierung einer Vielzahl pro-inflammatorischer Zytokine, Adhäsionsmoleküle und Chemokine [66]. Diese aktiven Moleküle koordinieren die Einwanderung der Immunzellen in den Ort der Inflammation.

Die Zytokine sind eine Familie von signalübertragenden Molekülen, die Proteine oder Glykoproteine sind. Sie werden von unterschiedlichen Zellen, sowohl hämatopoetischen als auch nicht-hämatopoetischen, produziert. Besonders stark werden sie von Immunzellen exprimiert, die einen Erreger erkannt haben. Ihre Hauptrolle ist die Regulierung der spezifischen und unspezifischen Immunreaktion des Körpers. Ihre Wirkung ist entweder pro- (IL-1, IL-6, IL-12, IL-18, TNF-α, Interferone) oder antiinflammatorisch (IL-4, IL-10) und wird durch ihre Bindung an spezielle Rezeptoren ausgeübt. Die Signale dieser Rezeptoren führen zur Hoch- oder Runterregulation von Genen und Transkriptionsfaktoren und zur Anlockung von Immunzellen an den Ort der Entzündung, unter anderen durch Erhöhung der Expression von Adhäsionsmolekülen wie VCAM und ICAM auf der Zelloberfläche der Endothelzellen [59].

Die Zytokine spielen eine wichtige Rolle bei der CVB3-Myokarditis. Kurz nach der Infektion mit CVB3 erfolgt die Erkennung von Viruspartikeln durch die "Toll-like"-Rezeptoren auf den Makrophagen ($CD68^+$-Zellen) und anderen Antigen-präsentierenden Zellen (APZ). Durch die Signale der TLRs werden unterschiedliche Zytokine produziert, darunter IL-1, IL-6, IL-12, IL-18, TNF-α, TNF-β, und Interferon-γ. Diese Zytokine locken inflammatorische Zellen an den Ort der

1.2 Pathophysiologie der akuten Myokarditis

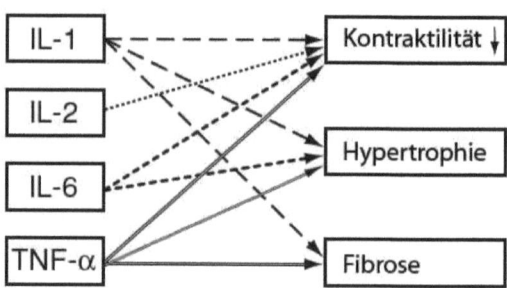

Abbildung 1.2: Wirkung der Zytokine auf das Herz. Interleukin (IL)-1, IL-2, IL-6 und Tumor-Nekrose-Faktor (TNF)-α können zu einer Depression der Kontraktilität, IL-1, IL-6 und TNF-α zu einer Hypertrophie und IL-1 und TNF-α zu einer Fibrose führen. Modifiziert nach *Matsumori* [20]

Inflammation [30].

Typ I Interferone (IFNs-α/β) werden durch TLR-abhängige und -unabhängige Mechanismen als Antwort auf die virale dsRNA produziert [18]. Interferone gehören zu den wichtigsten antiviralen Mechanismen. Sie werden von den infizierten Zellen ausgeschüttet und üben eine autokrine und parakrine Wirkung aus. Typ I Interferone führen zur Hochregulierung von MHC I und II, stimulieren die T- und NK-Zellen, inhibieren den Zellzyklus und initiieren proapoptotische Signale [78]. Ihre Wirkung ist kritisch für die Host-Protektion und das Überleben. Fehlende Interferone führen zu gesteigerter Virusproliferation und Herzschaden [25]. Sie können die CVB3-Replikation in Zellkulturen inhibieren und außerdem hat die exogene Gabe von IFN-α/β einen positiven Einfluss auf die CVB-Myokarditis in Mäusen [87].

Die Zytokine sind zwar für die normale Immunantwort gegen CVB3 notwendig, können aber auch negative Wirkung auf den Verlauf und die Prognose der Myokarditis ausüben. In der experimentellen CVB3-Myokarditis in Mäusen führte die Gabe von IL-1β und TNF-α zu einer erhöhten myokardialen Inflammation und Nekrose, sowie zur ungünstigen Prognose [96]. Die gleichen Zytokine können eine CVB3-Myokarditis in resistenten Mausstämmen, wie der B10.A, induzieren [74]. Die Zytokine üben ferner direkte Wirkungen auf das Myokard (Abb. 1.2) und seine Kontraktilität. *In vitro* Studien zeigten eine direkte kardiodepressorische Wirkung von TNF-α, IL-2 und -6 auf isolierten Papillarmuskeln [37], während die gleichen Zytokine auch eine kardiale Hypertrophie induzieren können [17, 119].

Chemokine und akute Coxsackievirus B3-Myokarditis: Die Chemokine sind eine Familie kleiner Zytokine, die von den Gewebezellen in der frühen Phase der Infektion exprimiert werden. Sie induzieren eine chemotaktische Bewegung der Immunzellen, die sich in der Nähe der infizierten Zellen befinden. Die Chemokine, wie die Zytokine, üben ihre Wirkung durch membrangebundene Rezeptoren aus. Ihre Funktion ist Leukozyten, Monozyten, neutrophile Granulozyten und andere Effektorzellen aus der Blutbahn an den Ort der Inflammation zu bringen. Vier Gruppen von Chemokinen werden entsprechend des Abstandes zwischen ihren ersten zwei Zysteinresten unterschieden: CC, CXC, C und CX_3C [59].

Während der CVB3-Infektion wird die Expression von Chemokinen hochreguliert [51]. Bei der CVB3-Myokarditis werden die "Macrophage inflammatory proteins" (MIP)-1 und -2 (CCL3 bzw. CXCL2), das CCL5 (RANTES), und das "Monocyte chemotactic protein" (MCP)-1 (CCL2) vermehrt produziert [20]. Bei der Pankreatitis durch CVB-Stämme werden Chemokine wie das CCL2, CCL3, CCL4 und CCL5 exprimiert [125]. Die Produktion von Chemokinen im Myokard während der CVB3-Myokarditis ist allerdings nicht immer günstig für den Ausgang der Erkrankung: MIP-1 und -2, sowie CCL5 üben eine negative Wirkung durch das Anziehen von autoreaktiven T-Zellen, die sich gegen die herzeigenen Antigene richten, aus [115, 19, 67]. Experimentelle Überexpression von MCP-1 im Herzen führte zu einer Myokarditis durch erhöhte inflammatorische Aktivität im Myokard [71]. In einer klinischen Studie bei Patienten mit dilatativer Kardiomyopathie wurde zum Zeitpunkt der kardialen Dekompensation eine erhöhte Expression von MCP-1 beobachtet, welche potenziell durch die gesteigerte Monozytenmigration einen direkten negativen Einfluss auf die Kardiomyozyten hatte [77]. Ein anderes Chemokin, das Fraktalkin (CX_3CL1), scheint eine entscheidende pathogenetische Rolle in der überschießenden Immunreaktion bei einer experimentellen Autoimmunmyokarditis bei Ratten zu spielen [135]. *Husberg et al.* zeigten sowohl in der humanen als auch in der experimentellen Herzinsuffizienz eine Induktion von Fraktalkin durch IL-1β und IFN-γ und daraufhin eine Erhöhung der inflammatorischen Reaktion durch das Fraktalkin [54]. Chemokine können daher durch Induktion von einer starken inflammatorischen Reaktion im Myokard ungünstige Wirkung auf den Verlauf der Erkrankung haben.

Effektorzellen des unspezifischen Immunsystems: Effektorzellen der unspezifischen Immunabwehr, die bei der CVB3-Myokarditis eine Rolle spielen, sind hauptsächlich die "Natural Killer"-Zellen (NK-Zellen) und die "Natural Killer"-T-Zellen (NK-T-Zellen). Diese zytotoxischen Zellen richten sich gegen infizierte Zellen, welche sie durch Perforin lysieren. Ihre Wirkung wird durch die Interferone potenziert. "Natural Killer"-Zellen erkennen Klasse MHC I-Moleküle, welche ihre

1.2 Pathophysiologie der akuten Myokarditis

Zytotoxizität suprimieren. Die MHC I-Expression wird durch die Virusinfektion in den infizierten Zellen suprimiert, wodurch die NK-Zellen aktiviert werden. NK-Zellen spielen am ehesten eine wichtige Rolle bei der CVB3-Elimination, da ihre experimentelle Elimination mit einer erhöhten Viruslast im Herzen und Pankreas verbunden ist [41].

1.2.2.2 Spezifische Immunabwehr

B-Zellen bei der CVB3-Myokarditis: Die Produktion von neutralisierenden Antikörpern durch B-Zellen ist wichtig für die Elimination des CVB3. Solche Antikörper erscheinen ca. 4 Tage nach dem Beginn der Infektion im murinen Modell und spielen eine kritische Rolle in der Limitierung der Virusreplikation [14]. Patienten mit angeborener Agammaglobulinämie zeigen chronische Infektionen mit Coxsackie- und Enteroviren. B-Zellen-"knockout" Mäuse präsentieren eine chronische CVB3-Infektion mit hohem Virustiter und das Bild einer dilatativen Kardiomyopathie [93]. Wichtig ist die Beobachtung, dass die B-Zellen in der frühen Phase der CVB3-Infektion vom Virus infiziert werden und dass diese Zellen als Reservoir für die weitere Infektion anderer kardialer Zellen wirken [1].

Rolle der T-Zellen: Die T-Zellen spielen eine zweiseitige Rolle bei der CVB3-Infektion. Die Elimination des Virus in Mäusen ohne Thymus ist beeinträchtigt [111]. Experimentelle Modelle einer CVB3-Myokarditis bei Mäusen ohne $CD4^+$-, $CD8^+$-T-Zellen oder beide Zelltypen, offenbarten die Rolle dieser Zellen in der Pathogenese und Gewebeschädigung bei der Myokarditis [99]. Die Elimination von $CD4^+$-T-Zellen hatte einen positiven Einfluss auf die Krankheit, während die von $CD8^+$-T-Zellen eine negative Wirkung ausübte; die Elimination beider Zelltypen führte zum größten Schutz vor Myokarditis. Die genaue Rolle der T-Zellen kann zwischen den verschiedenen Mausstämmen variieren [52]. Diese Ergebnisse zeigen, dass die spezifische zelluläre Immunabwehr zwar einerseits protektiv für den "Host" bei der CVB3-Myokarditis sein kann, andererseits aber signifikant zur Pathologie beitragen kann.

1.2.3 Kardiales "Remodelling"

1.2.3.1 Extrazelluläre Matrix

Der extrazelluläre Raum des Herzens, die extrazelluläre Matrix (EZM), der die Kardiomyozyten und die anderen kardialen Zellen umgibt, ist ein wichtiger Bestandteil der normalen Struktur, sowie der Funktion des Herzens. Herzschäden können zu einer pathologischen Veränderung des Aufbaus der EZM führen; dieser Prozess wird mit dem Namen "Remodelling" beschrieben. In den letzten Jahren wurde das "Remodelling" des Herzens als einer der Hauptfaktoren erkannt, welche die Zukunft des Myokards nach einem Gewebeschaden bestimmen.

Das Herz besitzt eine sehr komplexe Architektur. Die einzigartige Organisation der Kardiomyozyten im linken Ventrikel basiert auf dem Netzwerk der Matrix-Proteine, welche die Integrität und Orientierung der Kontraktion der Myokardfasern regulieren. Hauptbestandteil der EZM sind die Kollagen-Fasern. Die EZM besteht desweiteren aus einer Basalmembran, elastischen Fasern, Glykosaminoglykanen und Proteoglykanen, wie dem Heparansulphat [38].

Wichtig für die Funktion und Struktur des Herzens ist die Tatsache, dass die EZM viele bioaktive Moleküle, wie Hormone, Wachstumsfaktoren und Zytokine, enthält. Zum Beispiel haben Angiotensin II und Endothelin-1 in der EZM des Herzens eine 100fach höhere Konzentration als im Plasma [29, 24].

1.2.3.2 "Remodelling" der extrazellulären Matrix bei der viralen Myokarditis

Bei der akuten Myokarditis beginnt das "Remodelling" mit dem Abbau der EZM und der Infiltration des Myokards mit inflammatorischen Zellen. Im frühen Stadium handelt es sich hauptsächlich um qualitative und weniger um quantitative Veränderungen der Kollagenfasern. Während die Konzentration des Gesamtkollagens gleich bleibt, ändert sich die Anzahl der Kollagen-Querverbindungen, angegeben durch Reduktion des unlöslichen/löslichen Kollagen-Ratios [133, 79]. Dadurch können die inflammatorischen Zellen in das Gewebe eindringen.

Dieser Prozess wird durch die indirekte Wirkung von Zytokinen und Wachstumsfaktoren, die sich entweder im myokardialen Interstitium befinden oder während der Inflammation von den Zellen ausgeschüttet werden, induziert. Viele Zytokine und Signalmoleküle sind am Heparansulphat gebunden und werden von dort von Proteasen, wie den Matrix-Metalloproteinasen (MMPs), durch Spaltung aktiviert und freigesetzt; ein Beispiel dafür ist die Aktivierung von TNF-α im myokardialen Interstitium [27].

Die Störung der EZM-Architektur kann potenziell eine wichtige Rolle bei der progredienten Dilatation und Dysfunktion des linken Ventrikels spielen, welche anschließend zu einer dilatativen Kardiomyopathie (DCM) führen kann. Es gibt verschiedene Hinweise, welche die virale Myokarditis mit der Entwicklung einer DCM aufgrund von Viruspersistenz verbinden [104]. Die direkte Spaltung durch die viralen Proteasen von "Hostproteinen", die für die Zellarchitektur und -funktion wichtig sind, wie dem Dystrophin, sowie die massive Zerstörung von Myokardzellen durch die Viren, können zur einer Dilatation beitragen. Das Immunsystem selbst kann eine negative Wirkung durch die vermehrte Vernichtung von Kardiomyozyten und die Aktivierung des MMP-Systems mit EZM-Abbau haben [118]. In der späteren Phase einer Myokarditis kommt es bei vielen Patienten durch verschiedene Mechanismen zur Produktion von Autoantikörpern und der Entwicklung einer Autoimmunität, die ebenso zur kontraktilen Dysfunktion führen kann [62, 9].

1.3 Die Matrix-Metalloproteinasen

Die Matrix-Metalloproteinasen (MMPs) sind eine Gruppe von Proteasen, die ein Zink-Ion und ein Methionin in ihrem aktiven Zentrum haben. Die Familie besteht aus 25 Enzymen; 24 davon sind in Säugetieren zu finden. Alle Körperzellen können MMPs in unterschiedlicher Menge produzieren. Die meisten MMPs befinden sich in einer freien Form, es gibt aber auch MMPs, die an der Zellmembran gebunden sind (MT-MMPs).

Sie werden in inaktiven Formen produziert (pro-MMP) und durch Spaltung in ihre aktiven Formen umgewandelt. Die Konzentration und Aktivität der MMPs kann durch vier Mechanismen beeinflusst werden [39]:

1. Induktion oder Inhibition der Gen-Expression,

2. Speicherung der Enzyme innerhalb oder außerhalb der Zellen,

3. Produktion von Pro-Enzymen, die aktiviert werden müssen und

4. Inaktivierung der aktiven Form.

Zu den Faktoren, die die Aktivierung der MMPs beeinflussen, gehören unter anderem Zytokine, wie das TNF-α und die Interleukine, inflammatorische Zellen, Wachstumsfaktoren, wie das TGF-β, der oxidative Stress, Hormone, wie das Renin-Angiotensin-Aldosteron-System, das sympathische System und direkte mechanische Stimuli [26]. Die Inaktivierung der MMPs wird durch körpereigene Inhibitoren durchgeführt, die Tissue Inhibitoren der Matrix Metalloproteinasen (TIMPs). Bekannt sind vier Enzyme, TIMP1-4.

1.3.1 Funktion der Matrix-Metalloproteinasen

Zu ihren Funktionen gehört der Abbau der EZM; neue Daten zeigen aber, dass sie eine wichtige Rolle in vielen Gebieten der normalen Homöostase des Körpers spielen. Durch den Abbau der EZM, nehmen die MMPs am "Remodelling" der Organe teil. Sie spalten die extrazellulären

Moleküle, so dass andere Zellen einwandern können. Besonders wichtig ist dies sowohl für die Entwicklung und Regeneration der Gewebe als auch für die Migration von inflammatorischen Zellen im Rahmen der Immunreaktion [100]. Dadurch sind MMPs sowohl für die transendotheliale Migration von Lymphozyten [33], als auch für ihre Entfernung [21] notwendig.

Eine andere wichtige Funktion der MMPs ist die Spaltung von verschiedenen Zytokinen, Chemokinen und Signalmolekülen. Somit üben sie wichtige Funktionen bei der Aktivierung und Deaktivierung dieser Moleküle aus [121]. So baut die MMP-1 die Chemokine "Monozyten Chemotaktische Proteine 1-4" (MCP-1-4) ab [92], die MMP-2 die Chemokine MCP-3 [91], SDF-1 ("Stromal cell-Derived Factor-1") [90] und das Zytokin IL-1β, die MMP-7 und die MMP-12 spalten die latente Form von TNF-α und aktivieren es dadurch [45, 16]. Weitere Zytokine und Chemokine werden kontinuierlich als Substrate der MMPs erkannt [102].

Durch diese besonderen Funktionen üben die MMPs eine wichtige immunmodulatorische Wirkung aus.

1.3.2 Matrix-Metalloproteinasen und Herzerkrankungen

Aufgrund ihrer Vielfalt von Funktionen, sind die MMPs in vielen physiologischen und pathophysiologischen Vorgängen des Herzens beteiligt. Im normalen gesunden Herzen werden MMP-1, -2, -7, -8, -9, -13 und MT1-MMP produziert. Alle TIMPs konnten bisher im Herzen identifiziert werden, wobei TIMP-4 ausschließlich im Herzen exprimiert wird. Normalerweise befinden sich die MMPs im gesunden Herzen hauptsächlich in ihrer inaktiven Form, den Pro-MMPs, öfters in einem Komplex mit den TIMPs. MMP-1, -8 und -13 spalten Kollagenfasern und andere EZM-Proteine, wie Aggrecan, Perlican, Versican und Proteoglykane. MMP-2 und -9 bauen hauptsächlich denaturierte Kollagenfasern ab, aber auch Proteine der basalen Membran, wie Typ IV Kollagen, Fibronectin und Laminin. MMP-3, -7 und MT1-MMP haben ein breites Spektrum von Substraten im Myokard, einschließlich aller Kollagen-Typen, aller Proteine der Basal-Membran und anderer Proteine der EZM [117].

Die Wirkung der MMPs wurde bei verschiedenen Krankheiten des Herzens untersucht. Beim Myokardinfarkt ist hauptsächlich die Expression von MMP-2 und -9 im Herzen erhöht, was zu Inflammation und EZM-Abbau führt [122]. In experimentellen Modellen führte eine MMP-9-Defizienz zur einer reduzierten LV-Rupturrate nach Myokardinfarkt, sie konnte aber keine Verbesserung der Herzinsuffizienz-Inzidenz zeigen [47]. Gabe von exogenem TIMP-1 nach Koronarligation in Mäusen führte zum Schutz vor LV-Ruptur ohne Verschlechterung des Wundheilungsprozesses in

1.3 Die Matrix-Metalloproteinasen

der Infarktzone [47]. Bei Menschen nach Myokardinfarkt, bei denen eine Koronararterien-Bypass-Graft-Operation durchgeführt wurde, zeigte sich ebenfalls eine Erhöhung von MMP-9 in der Perikardflüssigkeit, die möglicherweise mit einer LV-Ruptur verbunden sein könnte [63]. In einer postmortem Studie bei Menschen, die an Herzinfarkt verstorben waren, wurden erhöhte MMP-2 und -9 Konzentrationen im Myokard nachgewiesen [127].

Eine chronische Druck- oder Volumenbelastung des Herzens, wie dies bei einer Aortenstenose bzw. einer Mitralklappeninsufizienz auftritt, führt ebenso zu strukturellen Veränderungen des Myokards und anschließend zu einer Herzinsuffizienz. Die MMPs sind auch hier wichtige Faktoren, welche die Entwicklung der Krankheit beeinflussen. Bei Druckbelastung in Menschen und Tieren sind MMPs, hauptsächlich MMP-2 und -9, in der frühen Phase erniedrigt, während die TIMPs (vor allem TIMP-1 und -2) erhöht sind. Dieses Verhältnis wird jedoch zum Zeitpunkt der systolischen Dysfunktion des LV umgekehrt. In der frühen Phase es führt zu einer Fibrose, später aber zu EZM-Abbau und LV-Dysfunktion [107].

Bei den Kardiomyopathien — meistens genetischer, infektiöser oder toxisch-metabolischer Ursache — sind die MMPs relativ gut untersucht worden. MMP-2 und -9 sind auch hier erhöht, wie die MMP-3, -13 und MT1-MMP. MMP-1 zeigt einen Abfall [124]. TIMPs zeigen auf der anderen Seite ebenfalls einen signifikanten Abfall [80].

Die Matrix-Metalloproteinasen sind durch ihre Funktionen und ihre Rolle in den verschiedenen Herzerkrankungen als wichtige Faktoren für die Entwicklung der Krankheiten und die Prognose erkannt worden. Die Beschreibung der genauen Wirkung in jedem Prozess könnte uns die Möglichkeit geben, durch adequate therapeutische Interventionen den Verlauf der Erkrankungen zu beeinflussen.

1.3.3 Die Matrix-Metalloproteinase-2

Die Matrix-Metalloproteinase 2 wird im Herzen von vielen Zellen produziert. Sie kann in Kardiomyozyten, in Endothelzellen, in den Glattmuskelzellen der Gefäße und in Fibroblasten detektiert werden. Sie wird in einer inaktiven Proform, 72 kDa groß, produziert, die durch die Wirkung einer membran-gebundenen MMP in die aktive Form — 64 kDa groß — umgewandelt wird. Aktiviert wird sie ebenso durch einen Komplex von MMP-14 und TIMP-1.

Ihre Hauptwirkung ist die Spaltung denaturierter Kollagenfasern. Neue Substrate werden allerdings kontinuierlich entdeckt und gleichzeitig neue Funktionen in den pathophysiologischen Mechanismen der Herzerkrankungen erkannt.

In der letzten Zeit wurden als Substrate der MMP-2 intrazelluläre Proteine, wie das Troponin-I und die leichte Myosin-Kette-1 identifiziert. Der Abbau beider Proteine während der Ischämie/Reperfusionsphase führt zu einer Dysfunktion des LV, dem sogenannten myokardialen "Stunning" [13]. Zunehmend werden Zytokine und Chemokine als Substrate der MMP-2 erkannt, darunter das MCP-3, das SDF-1, das IL-1β und das CX_3CL1 [75].

MMP-2 ist am Remodelling-Prozess bei allen Formen der Herzinsuffizienz beteiligt. Sowohl bei der ischämischen, der Volumen- und Druck-induzierten Kardiomyopathie als auch bei der DCM wird ein Anstieg der MMP-2 festgestellt (s. 1.3.2).

In der inflammatorischen Kardiomyopathie und hauptsächlich in der Coxsackievirus B3-induzierten Myokarditis, wird eine potenzielle Rolle der MMP-2 vermutet. Im experimentellen Modell der CVB3-Myokarditis sind MMP-2, -9 und -12 erhöht [11]. Überexpression von TIMP-1 im gleichen experimentellen Modell reduzierte die Aktivität von MMP-2 und -9 und den Herzschaden durch die Myokarditis [48]. In einem ähnlichen experimentellen Modell für Zytokin-induzierte Kardiomyopathie durch Überexpression von TNF-α im Herzen kam es bei $MMP-2^{-/-}$-Mäusen zu einer erhöhten Morbitität und Mortalität [89].

Das Verhalten der MMP-2 während der akuten viralen Myokarditis wurde in mehreren Studien beschrieben. Bisher ist allerdings die Datenlage bezüglich der genauen Wirkung und der Mechanismen der MMP-2 auf die Myokarditis unzureichend.

1.4 Fragestellung der Arbeit

Die Matrix-Metalloproteinasen insbesondere die MMP-2 sind durch ihre vielfaltigen Funktionen für die normale Immunabwehr gegen unterschiedliche Erreger notwendig. Paradoxerweise zeigen sie allerdings in vielen infektiösen Krankheiten schädliche Effekte für den infizierten Organismus [28].

Im Rahmen dieser Arbeit wurde eine experimentelle CVB3-Myokarditis in einem MMP-2 "knockout"-Mausmodell angewendet um folgende Fragestellungen bezüglich der Rolle der MMP-2 auf die virale Myokarditis zu beantworten:

1. Führt eine MMP-2-Defizienz zu einer Veränderung des kardialen Phänotypes nach einer viralen Infektion mit CVB3?

2. Ist eine mögliche Veränderung des kardialen Phänotypes mit einer Dysregulation der EZM bei der CVB3-Myokarditis assoziiert?

3. Gibt es eine Veränderung der Apoptoserate der kardialen Zellen durch die MMP-2-Defizienz während einer CVB3-Myokarditis?

4. Hat eine MMP-2-Defizienz einen Einfluss auf die kardiale Viruslast von CVB3?

5. Führt eine MMP-2-Defizienz zu einer Veränderung der kardialen inflammatorischen Antwort auf eine virale Infektion mit CVB3?

6. Haben potenzielle Veränderungen des kardialen Phänotypes, der Viruslast, der Apoptoserate der kardialen Zellen, der EZM und der kardialen inflammatorischen Antwort durch eine MMP-2-Defizienz einen Einfluss auf das Überleben nach einer CVB3-Infektion?

2. Material und Methoden

2.1 Studiendesign

Um die Rolle der MMP-2 auf die CVB3-Myokarditis zu untersuchen wurden "knockout" Mäuse für das MMP-2-Gen verwendet. "Knockout" Tiere sind sehr gute Methode, um die Rolle von spezifischen Genprodukten in unterschiedlichen Krankheiten zu leuchten, indem man die Expression eines Genes durch ein sogennantes "knockout" verhindert. Als Kontrollgruppe diente der Wildtyp C57Bl/6j. Insgesamt wurden 50 männliche Mäuse (n=50) verwendet. Die Tiere wurden randomisiert in 4 Gruppen aufgeteilt (Tabelle 2.1). Alle Tiere waren im Alter von 8 Wochen zum Zeitpunkt der Infektion. Infiziert wurden Tiere von beiden Stämmen.

Sieben Tage nach der Infektion wurden die Mäuse narkotisiert und die Herzfunktion mittels Konduktanzkatheters wurde hämodynamisch charakterisiert (s. 2.4). Anschließend wurden alle Tiere getötet. Das Herz und die Lungen wurden entfernt und gewogen und der linke Ventrikel von den Vorhöfen und dem rechten Ventrikel getrennt und auf 3 Stückchen Herzgewebe aufgeteilt. Diese wurden schnell in flüssigem Stickstoff eingefroren um sie später molekularbiologisch und immunhistochemisch zu untersuchen. Mittels "real-time"-PCR, Zymographie und Immunhistochemie wurden sowohl Parameter der Inflammation als auch der Fibrose und Apoptose bestimmt.

Tierstamm	Abkürzung	Anzahl der Tiere
Wildtyp - Kontrollen	WT-Co	10
Wildtyp infiziert	WT-CVB3	20
MMP-2$^{-/-}$-Kontrollen	MMP2KO-Co	10
MMP-2$^{-/-}$ infiziert	MMP2KO-CVB3	20

Tabelle 2.1: Gruppendesign

Die im Rahmen dieser Studie durchgeführten Tierversuche erfolgten gemäß §8 Abs. 1 des Tierschutzgesetzes nach Erteilung der Genehmigung zur Vornahme von Versuchen an Wirbeltieren im Rahmen des Tierschutzantrages G 0277/05 vom November 2006. Der tierexperimentelle Teil dieser Arbeit wurde gemäß den Richtlinien des Deutschen Ethikrates und der US-Gesundheitsbehörde NIH und mit Billigung der Ethikkommission der Charité–Campus Benjamin Franklin durchgeführt.

2.2 Mausstämme

Die MMP-2 "knockout" und die WT (C57Bl6/j)-Mäuse wurden freundlicherweise von PD Dr. Bereswill, Forschungseinrichtung für Experimentelle Medizin, Berlin zur Verfügung gestellt.

Um die "knockout" Mausstämme zu erzeugen werden die entsprechenden Gene (hier das Gen der MMP-2) isoliert. Ein Vektor mit einer nicht-funktionierenden Sequenz des gewünschten Genes, der aber homologe 3'- und 5'-Enden mit dem Gen hat, wird konstruiert. Er wird dann in embryonale Stammzellen von Mäusen transportiert. Dort wird er aufgrund seiner homologen Enden in die Stelle des gewünschten Genes durch Rekombination und durch das sogenannte "crossing over" in die DNA der Zellen augenommen. Somit entstehen embryonale Stammzellen, welche das geänderte nicht-funktionierende Gen tragen. Meistens werden in den Vektor zwei Gensequenz zur Kontrolle des Vorganges integriert: das Gen für eine Neomycin-Resistenz (neo^R) und das Thymidin-Kinase-Gen (HSV-tk). Durch Neomycin-Resistenz und Gancyclovir-Empfindlichkeit werden die Zellen mit der korrekten nicht-funktionierenden Gensequenz getrennt; die übrigen Zellen sterben während des Vorganges. Diese Zellen werden in 3,5 Tage alte Maus-Blastozysten injiziert und letzte werden in pseudoschwangere Mäuse eingesetzt.

Durch diese Prozedur werden Mäuse-Chimären hergestellt, die mit normalen Mäusen des Wildtyps gekreuzt werden um heterozygote Mäuse zu erzeugen. Letzte werden miteinander gekreuzt und dadurch entstehen homozygote Tiere bei denen das gewünschte Gen gelöscht ist.

Alle Tiere wurden in der Forschungseinrichtung für Experimentelle Medizin, Berlin, in einem S2-Sicherheitslabor gehalten. Die Haltung wurde in Makrolonkäfigen Typ II bei einer konstanten Raumtemperatur von 20°C mit 50-60% Luftfeuchtigkeit und einem 12-Stunden-Hell-Dunkel-Rhythmus durchgeführt.

2.3 Virus und Infektion

Wir verwendeten das CVB3-Myokarditis Modell in der Maus. Es ist ein gut etabliertes Modell und die Wirkung von CVB3 in den verschiedenen Mausstämmen wurde in anderen Studien genau beschrieben [15].

Von jedem Stamm wurden jeweils 20 männliche Tiere im Alter von 8 Wochen mit Coxsackievirus B3 (CVB3, Nancy strain; ATCC VR-30) infiziert. Das Virus wurde auf Hela-Zellen gezüchtet und in −80°C bis zum Gebrauch gespeichert. 5×10^5 plaque forming Einheiten (p.f.u.) wurden auf 0,2 ml Phosphat-buffered Kochsalzlösung (PBS) aufgelöst und intraperitoneal einmalig injiziert [106]. Bei den nicht infizierten Tieren (n=20) wurden 0,2 ml intraperitoneal PBS einmalig injiziert.

2.4 Charakterisierung der LV-Funktion

Sieben Tage nach der Infektion wurde bei allen Tiere die linksventrikuläre Funktion mit einem Druck-Volumen-Konduktanzkatheter unter Betäubung untersucht. Die Konduktanzkatheter-Untersuchung der Herzfunktion gilt als eine der genauesten Methoden und kann sowohl bei Meschen als auch für große und kleine Tiere angewendet werden [35, 42, 5]. Mit dem Konduktanzkatheter können gleichzeitig Druck- und Volumendaten des linken Ventrikels aufgezeichet werden und somit die Druck-Volumen-Kurven des Herzens (s. Abb. 2.1) "online" rekonstruiert werden. Mit der gleichen Methode ist es möglich sowohl volumenabhängige als auch -unabhängige Parameter zu bestimmen, die das Herz als Pumpe beschreiben.

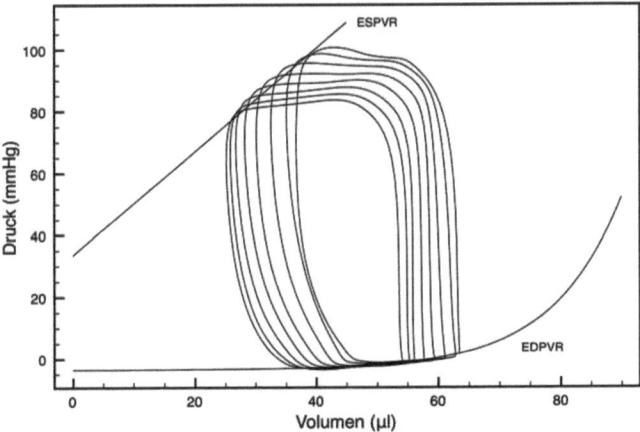

Abbildung 2.1: Druck-Volumen-Kurven bei einer gesunden Maus

In unserer Studie wurde ein 1,2 French Katheter benutzt, der gleichzeitig Druck und Volumen im linken Ventrikel bestimmen kann (Scisense Inc., Ontario, Canada). Der Katheter wurde an ein

2.4 Charakterisierung der LV-Funktion

Druck-Volumen-System (MPVS 300/400, Millar Instruments, Houston, USA) angeschlossen. Die Daten wurden mit dem Programm "IOX", 1.8.9 (Emka Technologies, Falls Church, USA) aufgenommen und die aufgezeichneten Daten mit dem Programm "Circlab 2004" (Paul Steendijk, GTX Medical Software, Belgium) ausgewertet. Alle Aufzeichnungssysteme und die Programme wurden mit einem Rechner mit dem "Windows XP"-Betriebssystem (Microsoft Corporation, USA) benutzt.

2.4.1 Prinzip der Konduktanzkatheter-Untersuchung

Als Konduktanz bezeichnet man den Kehrwert des elektrischen Widerstandes R. Der Widerstand und somit auch die Konduktanz sind vom Volumen des Körpers, der von einem Strom durchflossen wird, abhängig. Der Konduktanzkatheter benutzt die Messung der Konduktanz des Blutes um das linksventrikuläre Volumen zu berechnen [5].

Der Konduktanzkatheter besteht aus einem Drucksensor und 4 Elektroden, 2 oberhalb und 2 unterhalb des Drucksensors. Ein elektrisches Feld mit konstantem Strom wird von den äußeren Elektroden produziert; die inneren Elektroden messen den Potentialunterschied. Da während des Herzzyklus sich das linksventrikuläre Volumen ändert, ändert sich auch der Widerstand und die Konduktanz des Blutes. Die inneren Elektroden messen also einen wechselnden Potentialunterschied. Von diesen Daten wird die Konduktanz des Blutes als Funktion der Zeit (t) berechnet, die proportional zur Blutmenge und also zum linksventrikulären Volumen ist. Das Volumen $V(t)$ im linken Ventrikel zu jedem Zeitpunkt wird durch die Formel 2.1 beschrieben [5]:

$$V(t) = (\frac{1}{a})(\frac{L^2}{\sigma_b})G(t) - V_c \qquad (2.1)$$

a ist eine dimensionslose Konstante, L der Abstand zwischen den Elektroden, σ_b die Leitfähigkeit des Blutes, $G(t)$ die gemessene gesamte Konduktanz zu jedem Zeitpunkt und V_c ein Korrektur-Volumen aufgrund der parallelen Konduktanz.

Das elektrische Feld, das vom Konduktanz-Katheter erzeugt wird, wird nicht nur vom Blut, aber auch von den verschiedenen benachbarten Geweben geleitet. Die gemessene Konduktanz ist also eine gesamte Konduktanz aus Blut und Gewebe (LV-Wand, rechter Vetrikel, Lungen, Fett usw). Damit wird das berechnete Volumen überschätzt. Um das Blutvolumen alleine und damit das eigentliche LV-Volumen zu berechnen muß das kalkulierte Volumen durch abziehen des V_c korrigiert werden, welches durch die Parallelkonduktanz entsteht. V_c wird durch die Formel 2.2 berechnet:

$$V_c = (\frac{1}{a})(\frac{L^2}{\sigma_b})G_p \qquad (2.2)$$

G_p ist die Konduktanz der umliegenden Geweben (parallele Konduktanz). Zwei Methoden werden hauptsächlich benutzt [5] um die G_p zu bestimmen:

- Absaugen des Blutes aus dem linken Ventrikel. In diesem Fall fließt der Strom nur durch die umliegenden Geweben und die gemessene Konduktanz entspricht der parallelen Konduktanz.

- Durch passageres Ändern der Konduktanz des Blutes ist es möglich die parallele Konduktanz und das V_c zu berechnen. Das wird durch Injektion 10%iger Kochsalzlösung in den linken Ventrikel erreicht. Das endsystolische Volumen *LVESV* wird als Funktion des enddiastolischen *LVEDV* während der Konduktanzänderung eingezeichnet. Durch Regression der Punkte entsteht eine lineare Funktion. Der Schnittpunkt dieser Linie mit der "Identitätslinie" (die Linie wo *LVESV=LVEDV=0* beschreibt alle möglichen Werte von V_c) ist die gesuchte V_c.

In unserer Studie wurde die zweite Methode verwendet. Ca. 10 µl 10%iger Kochsalzlösung wurden als Bolus in die Vena jugularis injiziert.

2.4.2 Betäubung und Intubation

Alle Tiere wurden mit Thiopental (Trapanal, Glaxo-Smith) mit einer Dosis von 125 µg/kg Körpergewicht narkotisiert. Jede Maus wurde auf einer Operationsplatte fixiert und der Kopf überstreckt. Unter visueller Kontrolle wurden die Tiere mit einer Braunüle 22 G als Trachealtubus intubiert und mechanisch mit einer Beatmungsmaschine (MiniVent, Harvard Apparatus, Massachusetts, USA) mit einer Frequenz von 100-150 Züge/min und einem Hubvolumen von 200-250 µl beatmet.

2.4.3 Operativer Eingriff und Messung

Die LV-Funktion wurde mit der Methode des offenen Brustkorbs ("open-chest") untersucht [134]. Ein Querschnitt wurde unter dem Rippenbogen durchgeführt. Ein großer Blutverlust wurde durch Koagulation der Gefässe vermieden. Das Zwerchfell wurde quer geschnitten und das Herz durch manuelle Zerstörung des Perikardiums freigelegt. Der Herzapex wurde einmalig mit einer 26 G Nadel punktiert und der Konduktanzkatheter schnell in die Punktionsstelle eingeführt. Die Platzierung des Katheters wurde durch visuelle Kontrolle der Druck-Volumen-Kurven optimiert.
Ein Längsschnitt wurde außerdem in Höhe des Halses durchgeführt und die Speicheldrüsen und Halsmuskulaturen durchgetrennt. Die rechte V. jugularis wurde dargestellt und mit einer 26 G

2.4 Charakterisierung der LV-Funktion

Nadel kanüliert. Die Nadel war durch einen Polyethylen-Schlauch an eine Präzisionsspritze angeschlossen. Ca. 10 µl wurden als Bolus injiziert um die parallele Konduktanz zu bestimmen; diese Prozedur wurde dreimal wiederholt.

Nach dem Einführen des Katheters in das Herz wurden der Druck und das Volumen über ca. 3 Sekunden Apnoe aufgezeichnet, um die Artefakte durch die Atmung zu minimieren. Außerdem wurden der Druck und das Volumen während der Okklusion der V. cava inferior (s. unten) und der Injektion mit Kochsalz unter Apnoe gespeichert. Alle Prozeduren wurden dreimal wiederholt. Die gemessenen Daten wurden als Mittelwert aus den drei entsprechenden Messungen berechnet.

Die verschiedenen Parameter, die das Herz beschreiben und die gemessen wurden, sind vom Vor- und Nachlast abhängig. Um Parameter, die vom Vorlast und Nachlast unabhängig sind, aufzuzeichnen, wurde passager für ca. 3 Sekunden die Vena cava inferior mit einer Pinzette abgeklemmt, so dass der Vorlast entfernt wurde. Dabei wurden die Druck-Volumen-Kurven für verschiedene Füllungsmengen des linken Ventrikels aufgezeichnet.

Aus den oben genannten Messungen analysierten wir die verschiedenen Parameter der systolischen und der diastolischen Funktion:

2.4.3.1 Globale Herzfunktion

- **Herzfrequenz (HF):** Wird in *Schläge/min* angegeben.

- **Endsystolisches LV-Volumen (LVESV):** Das minimale Volumen im linken Ventrikel am Ende der Systole, wird in *µl* angegeben.

- **Enddiastolisches LV-Volumen (LVEDV):** Das Volumen im linken Ventrikel am Ende der Diastole beschreibt die enddiastolische Dimensionen des Herzens und zusammen mit dem LVEDP werden sie zur Berechnung der enddiastolischen Druck-Volumen Beziehung angewendet.

- **Schlagvolumen und Ejektionsfraktion (SV und EF):** Das Schlagvolumen ist das Blutvolumen, das während der Kontraktion des linken Ventrikels in die Aorta ausgeworfen wird. Man berechnet es durch Substraktion des endsystolischen (*LVESV*) vom enddiastolischen (*LVEDV*) Volumen:

$$SV = LVEDV - LVESV \qquad (2.3)$$

Bei der Maus wird es in *µl* angegeben. Wenn man das Schlagvolumen durch das enddiastolische Volumen dividiert, bekommt man den prozentualen Anteil des Auswurfvolumens vom enddiastolischen Volumen und wird in % angegeben:

$$EF = \frac{LVEDV - LVESV}{LVEDV} \times 100 \qquad (2.4)$$

- **Herzzeitvolumen (Cardiac Output, *CO*):** Es wird durch Multiplikation des Schlagvolumens mit der Herzfrequenz berechnet und beschreibt das gesamte Blutvolumen, welches vom linken Ventrikel in jeder Minute in die Aorta ausgeworfen wird. Es wird in *μl/min* angegeben.

2.4.3.2 Systolische Fuktion

- **Maximaler LV-Druck (*LVP_{max}*):** Der maximale Druck, der vom linken Ventrikel produziert wird, ist ein gutes Maß der systolischen Funktion des LV. Er wird in *mmHg* angegeben.

- **Endsystolischer LV-Druck (*LVESP*):** Der Druck im linken Ventrikel am Ende der Systole ist ein Maß der systolischen Funktion des linken Ventrikels. Er ist gleich dem endsystolischen arteriellen Druck. Er wird in *mmHg* angegeben.

- **Maximale LV-Druckanstiegsgeschwindigkeit (*dP/dt_{max}*):** Sie ist ein Parameter der systolischen Funktion und insbesondere der Kontraktilität des linken Ventrikels. Sie wird mathematisch aus der ersten Ableitung der linksventrikulären Druckkurve errechnet und beschreibt die maximale Geschwindigkeit, mit der der Druck im LV ansteigt. Sie wird in *mmHg/s* angegeben.

2.4.3.3 Diastolische Funktion

- **Maximale LV-Druckabfallsgeschwindigkeit (*dP/dt_{min}*):** Die maximale Geschwindigkeit des Druckabfalls während der isovolämischen Relaxation ist ein gutes Maß der frühen LV-Relaxation des linken Ventrikels. Sie wird in *mmHg/min* angegeben.

- **Tau (τ):** Der Druckabfall im linken Ventrikel während der isovolämischen Reaktion wird nach dem Zeitpunkt der dP/dt_{min} bis zum Öffnen der Mitralklappe durch die exponentielle Funktion $P = P_0 \times e^{-\frac{t}{\tau}} + P\infty$ beschrieben[128, 132], wo P = LV-Druck, P_0 = LV-Druck bei dP/dt_{min}, t = die Zeit nach dP/dt_{min}, τ = Tau, Zeitkonstante des LV-Druckabfalls und $P\infty$ = die Asymptote des LV-Drucks wenn $V = 0$ im LV. Tau ist ein öfters angewendeter Parameter der frühen LV-Relaxation. Je länger er ist, desto länger ist die Relaxation des LV und dadurch seine diastolische Funktion gestört. Der τ wird in *ms* angegeben.

- **Enddiastolischer LV-Druck (LVEDP):** Einer der wichtigsten Parameter der diastolischen Funktion. Er wird am Ende der Diastole im linken Ventrikel gemessen, sein Anstieg zeigt gestörte diastolische Funktion und Füllungsverhältnisse im linken Ventrikel. Er wird in *mmHg* angegeben.

2.5 Untersuchung der Mortalität

Um zu untersuchen ob die Matrix Metalloproteinase-2 einen Einfluss auf das Überleben der Tiere bei der CVB3-induzierten Myokarditis zeigt, wurden 2 Gruppen von WT und MMP-2 "knockout" Tieren mit CVB3 infiziert. Die Tiere wurden für insgesamt 3 Wochen beobachtet. Der genaue Zeitpunkt des Todes wurde notiert. Alle überlebenden Tiere wurden 3 Wochen nach der Infektion getötet.

2.6 Molekularbiologische Methoden

2.6.1 RNA-Extraktion

Die RNA-Isolierung erfolgte mittels Trizol®-Reagenz der Firma Invitrogen mit anschließender Aufreinigung der RNA über den RNeasy® Mini Kit und einem DNA-Verdau der Firma Qiagen über leicht modifizierte Protokolle. Die bei -80°C gelagerten Gewebestücke wurden direkt in 400µl Trizol®-Reagenz gegeben und umgehend mittels Pellet Pestle homogenisiert und anschließend mit weiteren 400µl Trizol versetzt und 5 Min bei RT inkubiert. Nach Zugabe von 160µl Chloroform wurden die Proben umgehend zentrifugiert (15Min, 4°C, 12.000g). Nach der Zentrifugation ließen sich 3 Phasen erkennen, die wässrige, klare Oberphase enthielt die RNA und wurde abgenommen und in ein neues Reaktionsgefäß überführt. Um die RNA auszufällen wurden 400µl 100% Isopropanol zur Oberphase hinzugegeben, 10Min bei RT inkubiert und zur Pelletierung der RNA zentrifugiert (10Min, 4°C, 12.000g). Der Überstand wurde entfernt und das Pellet mit Hilfe eine Pipette in 100µl RNase-freiem Wasser resuspendiert. Zur Aufreinigung und zum DNA-Verdau wurde die gelöste RNA mit dem RNeasy® Mini Kit weiterbearbeitet. Dazu wurde die RNA mit 350µl RLT-Puffer, versetzt mit 1% 2-Mercapto-Ethanol, und 250µl absolutes Ethanol gemischt. Dieses Gemisch wurde auf die RNeasy Mini Spin Säule gegeben und zentrifugiert (15 Sek, RT, 10.000rpm), wodurch die RNA an die Säule gebunden wurde. Die Flüssigkeit im Tube wurde verworfen und die Säule mittels 350µl Waschpuffer RW1 und Zentrifugation (15 Sek, RT, 10.000rpm) gewaschen. Um den DNA-Verdau durchzuführen wurde nun auf das RNase-Free DNase Set von

Qiagen zurückgegriffen. Dazu wurden pro Probe je ein Mix aus 10µl DNase und 70µl RDD-Puffer angesetzt und diese 80µl DNase-Mix auf die Säulen gegeben und 15 Min bei RT inkubiert. Anschließend wurden wiederum 350µl Waschpuffer RW1 auf die Säule gegeben und zentrifugiert (15 Sek, RT, 10.000rpm). Danach wurden 500µl RPE-Puffer auf die Säulen gegeben und zentrifugiert (2Min, RT, 10.000rpm). Zum Trocknen der Säule wurde der Puffer im Reaktionsgefäß verworfen und wiederum zentrifugiert (1Min, RT, 10.000rpm). Das Eluieren der RNA wurde einmal mit 50µl und einmal mit 30µl RNase-freiem Wasser mit einer 5-minütigen Inkubation bei RT und folgender Zentrifugation (1Min, RT, 13.200rpm) durchgeführt.

Die Konzentration der RNA Menge wurde in 1µl Lösung mit dem Nanodrop (Thermo Scientific-PEQLAB Biotechnologie, Erlangen, Deutschland) und dem Programm Nanodrop-1000 v3.1.2. gemessen. Rückschlüsse auf die Qualität der isolierten RNA erlaubte die A260/A280 Ratio, Proben mit einem Wert zwischen 1,8 und 2,0 wurden als qualitativ gut eingestuft.

2.6.2 Reverse Transkription

Die Umschreibung der isolierten mRNA in komplementäre DNA (cDNA) erfolgte mit dem "High Capacity Kit", der Firma Applied Biosystems, Darmstadt, Deutschland. Dafür wurde 1µg RNA auf 50µl RNase-freiem Wasser aufgefüllt. Die mRNA wurde 10 Minuten bei 70°C im PCR-Cycler denaturiert. Nach Anzentrifugation der Proben wurden 50µl Mastermix® hinzugegeben. Der Mastermix bestand aus 10µl 10× RT-Puffer, 4µl 25× dNTP-Mix, 10µl 10× Random-Primer, 5µl Multiscribe RT (50U/µl) und 21µl RNase-freiem Wasser. Die Umschreibung der RNA in cDNA erfolgte in einem Gradientencycler nach dem Programm:

Zeit	Temperatur
10 Minuten	25°C (RT)
2 Stunden	37°C
5 Minuten	auf Eis

Tabelle 2.2: Programm für die Reverse Traskription

2.6 Molekularbiologische Methoden

2.6.3 Echtzeit-"Real Time"-Polymerase Kettenreaktion (RT-PCR), TaqMan®-PCR

Die Polymerase-Kettenreaktion ist eine Methode, mit der DNA vervielfältigt werden kann [7]. Dabei kann es um ein Gen oder nur einen Teil von einem Gen handeln. Die Methode verwendet ein Enzym, die DNA-Polymerase, dessen Funktion das Kopieren von DNA-Sequenzen ist, und welches auch in der Natur zu finden ist. Es ist möglich RNA-Sequenzen zuerst in cDNA (komplementäre DNA) umzuschreiben und diese DNA mittels PCR zu vervielfältigen. Die Prozedur heißt dann *Reverse-Transkriptase-PCR (RT-PCR)* und ist eine der wichtigsten Methoden um RNA-Mengen von einem Gewebe zu bestimmen. Durch Bestimmung der mRNA-Mengen eines Gewebes kann man die Expression eines Genes indirekt untersuchen.

Eine Alternative zur klassischen PCR, die eine quantitative Bestimmung der gewonnen DNA erlaubt, ist die *"Real-Time-PCR"* oder *TaqMan-PCR*. Die Quantifizierung wird mit Hilfe von Fluoreszenz-Messungen durchgeführt, die während eines bestimmten Scrittes jedes PCR-Zyklus erfasst werden. Bei der TaqMan-PCR bindet sich zwischen den "forward" und "reverse" Primern ein auf 5'-Ende fluoreszenzmarkiertes mit dem FAM-Reporter-Farbstoff Oligonukleotid (Sonde). Die Aktivität des Reporters wird von einem am 3'-Ende liegenden "Quencher" unterdrückt. In unserer Studie war der Quencher mit dem TAMRA-Quencher-Farbstoff markiert. Bei der Neustrangsynthese entfernt die Ampli-Taq-DNA-Polymerase den Reporter mit ihrer 5'-3'-Exonukleaseaktivität und der fluoreszierende Farbstoff wird freigesetzt (Abb. 2.2). Die Fluoreszenz wird über eine Xenon-Blitzlampe angeregt und, sobald sie einen Schwellenwert überschritten hat, vom Cycler gemessen und ist direkt proportional zur DNA Matrize-Menge in Testansatz.

In unserer Studie wurde die Expression von verschiedenen Genen mittels "Real-Time"-TaqMan-PCR bestimmt. Dafür erfolgte die RNA-Isolierung vom Herzgewebe, die dann in cDNA umgeschrieben wurde.

2.6.4 Durchführung der TagMan-PCR

Die Realtime PCR wurde mit einem Kit der Firma Applied Biosystems, Darmstadt, Deutschland, durchgeführt. In die Vertiefungen einer 96-"well" Platte wurden jeweils 11,5µl Premix, welches aus 6,25µl TaqMan universal PCR-MasterMix (2×), 0,625µl TaqMan "Gene Expression Assay" (20 ×) und 3,625µl Nuklease-freiem Wasser bestand, sowie 1,5µl entsprechender cDNA wurde zu jedem "Well" pipettiert. Jede cDNA-Probe wurde in jeweil zwei Vertiefungen zur Doppelbestimmung der Expression pipettiert.

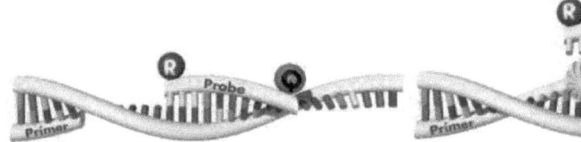
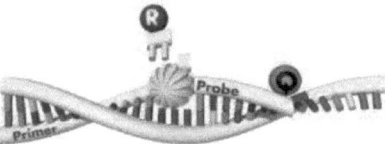

(a) Sequenzspezifische Anlagerung der Sonde und der PCR-Primer (Abbildung zeigte die Anlagerung des Forward Primers

(b) Primer-Extension und Sondenhydrolyse

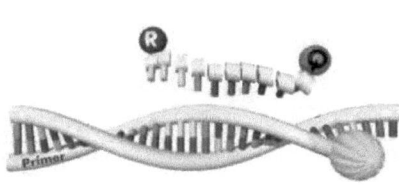

(c) PCR-Produkt wird vollständig synthetisiert, die Farbstoffe getrennt

(d) In Abhängigkeit von der Zahl freigesetzter Reportermoleküle wächst das reporter-Signal

Abbildung 2.2: Einfluss der 5'-3'-Exonuklease Aktivität der AmpliTaq DNA Polymerase auf eine fluorogene Sonde während der Extensionsphase einer TaqMan PCR. Abb. nach dem Applied Biosystems-Handbuch.

Alle Primer waren mit dem Farbstoff FAM markiert. Folgendes Programm wurde zur Amplifizierung der Proben mit dem 7900HT "Fast Real-Time" PCR System verwandt, wobei die Schritte 2 und 3 zyklisch 40 Mal wiederholt wurden (Tab. 2.3):

Schritt	Beschreibung	Zeit	Temperatur
1	Denaturierung AmpliTaq DNA-Polymerase Aktivierung	10 Minuten	95°C
2	Denaturierung	15 Sekunden	95°C
3	Annealing und Extension	1 Minute	60°C

Tabelle 2.3: Temperatur und Zyklen bei der TaqMan-PCR

Die Ergebnisse wurden mit Werten der endogenen Kontrolle eukariotischer 18S RNA relativiert. Die relative Quantifizierung der ermittelten Daten erfolgte mitels SDS 2.2.2-Programm (Applied Biosystems, Darmstadt, Deutschland). Dabei wurden die C_T-Werte (die "Threshold-Cycle" weist die Zyklenzahl aus, bei der zum ersten Mal ein Anstieg der Reporter-Fluoreszenz über die Grund-

2.6 Molekularbiologische Methoden

linie erfasst wird) für die endogene Referenz (18S) sowie die Zielsequenz ermittelt. Ein Mittelwert von beiden C_T-Werten in jeder Doppelbestimmung wurde berechnet. Anschließend wurden die Zielgenwerte normalisiert, indem sie durch die C_T-Werte des 18S-Genes dividiert wurden (sogennante ΔC_T-Wert, Abb. 2.3):

$$\Delta C_T = C_T(Zielgen) - C_T(18S) \tag{2.5}$$

Anschließend wurden die Expressionswerte (E) des bestimmten Genes nach der Formel 2.6 berechnet:

$$E(Zielgen) = 2^{-\Delta C_T} \tag{2.6}$$

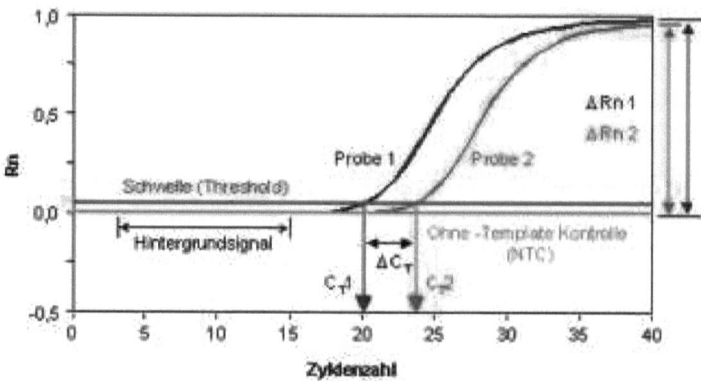

Abbildung 2.3: Bestimmung der Genexpression durch Berechung der ΔC_T. Abb. nach dem Applied Biosystems-Handbuch.

2.6.5 Verwendete Primer

Alle Primers, die bei der TaqMan-PCR angewendet wurden, wurden von der Firma Applied Biosystems, Deutschland gekauft. Die Primer-IDs sind in der Tabelle 2.4 erfasst.
Untersucht wurde die Expression von Genen, die hauptsächlich am EZM-"Remodelling" beteiligt sind, wie die Gene der Matrix-Metalloproteinasen, ihrer Inhibitoren TIMPs und des Kollagens I und III. Ferner wurde die Gen-Expression von Zytokinen, Chemokinen und Proteinen, die an der Apoptosekaskade teilnehmen.

EZM-"Remodelling"		Zytokine		Chemokine	
Gen	Gen-"Assay"-ID	Gen	Gen-"Assay"-ID	Gen	Gen-"Assay"-ID
TGF-β	Mm00436971_m1	TNF-α	Mm00443258_m1	CCL2	Mm00441242_m1
Kollagen I	Mm00483888_m1	IL-1β	Mm00434228_m1	CCL7	Mm01308393_g1
Kollagen III	Mm00802331_m1	IL-6	Mm00446190_m1	CCL8	Mm01297183_m1
MMP-2	Mm00439508_m1	IL-10	Mm00439616_m1	CXCL10	Mm00445235_m1
MMP-7	Mm00487724_m1	IL-18	Mm01170964_m1	CXCL12	Mm00445552_m1
MMP-8	Mm00439509_m1	IFN-α	Mm00833961_s1	CX_3CL1	Mm00436454_m1
MMP-9	Mm00442991_m1	IFN-β	Mm00439552_s1	CCR2	Mm01216173_m1
MMP-10	Mm00444630_m1	IFN-γ	Mm00801778_m1		
MMP-12	Mm00500554_m1	Apoptosemarker		Endogene Kontrolle	
MMP-13	Mm00439491_m1	Gen	Gen-"Assay"-ID	Gen	Gen-"Assay"-ID
TIMP-1	Mm00441818_m1	Caspase-3	Mm01195085_m1	18S RNA	Hs99999901_s1
TIMP-2	Mm00441825_m1	Caspase-8	Mm00802247_m1		
TIMP-3	Mm00441826_m1	Bax	Mm00432051_m1		
TIMP-4	Mm00446568_m1	Bcl-2	Mm00477631_m1		

Tabelle 2.4: Primers, die für die Gen-Expressionsuntersuchung mittels TaqMan-PCR verwendet wurden.

2.6.6 Bestimmung der Viruslast

Die Virusreplikation bei den infizierten Tieren wurde ebenso mittels TaqMan-PCR bestimmt. Verwendeten wurden ein "forward" und ein "reverse" Primer spezifisch für die Erkennung der CVB3-cDNA, welche durch die reverse Transkription entsteht (Tab. 2.5). Als Kontrolle zur genauen Quantifizierung der Anzahl von RNA-Kopien des CVB3 im Herzen wurde ein standard-Plasmid benutzt, welche 10^5 CVB3-RNA-Kopien produziert. Eine mit FAM markierte TaqMan-Sonde wurde angewendet. Dadurch konnten wir die genaue Anzahhl von Viruskopien im Herzgewebe nachweisen. Das gleiche Zyklenprogramm, wie bei der Gen-Expression wurde angewendet (s. Tab. 2.5).

2.7 Immunhistochemie

Immunhistochemische Färbungen wurden zum Nachweis von inflammatorischen Zellen durch ihre Oberflächenantigene und Proteinen (Tab. 2.6) an Cryoschnitten durchgeführt. Untersucht wurde es auf Immunzellmigration ins Myokard, auf den Kollagen I- und III-Gehalt des Herzens, auf

2.7 Immunhistochemie

1× Ansatz	Konz.	Vol. (µl)	Sequenz	Hersteller
Universal PCR Master Mix	1×	12,5		ABI
"Forward"-Primer	60ng/µl	1,0	CCCTgAATgCggCTAATCC	TIB-Molbiol
"Reverse"-Primer	180ng/µl	1,0	ATTgTCACCATAAgCAgCCA	TIB-Molbiol
MGB-TaqMan Sonde	5,0pM	1,0	5'-TgC AgC ggA ACC g	ABI
Aqua dest		5,5		
Standard		4,0		
Gesamtvolumen		25,0		

Tabelle 2.5: Primers, Sonde und Vorbereitung des Gemisches zur Bestimmung der Anzahl von CVB3-RNA-Kopien mittels TaqMan-PCR. *Konz.* Konzentration, *Vol.* Volumen, *ABI*, Applied Biosystems

die Expression der Adhesionsmoleküle VCAM ("Vascular Cell Adhesion Molecule") und ICAM ("Intercellular Adhesion Molecule"-1) und auf die Apoptoserate durch Bestimmung der DNA-Fragmentierung mittels TUNEL-Methode.

2.7.1 Anfertigung der Cryoschnitte

Gewebe direkt aus -80°C wurde in einem Kryostaten (Microm, Lobal Medical Instrumentation, Minnesota, USA), au Schnellgefriereinheit in Tissue-Tek O.C.T. (Sakura Finetechnical Co., Tokyo, Japan) eingebettet und 5 µm dicke Schnitte wurden hergestellt. Letzte wurden auf einen Objektträger gebracht, die zuvor zur Beschichtung in 10% Poly-L-Lysin für fünf Minuten inkubiert wurden. Um autolytische Prozesse zu verhindern, wurden die Schnitte für 10 Minuten in eiskaltem Aceton inkubiert. Fertige Schnitte wurden im Kühlschrank bei -20°C gelagert.

2.7.2 Prinzip der Immunhistochemie

Die Immunhistochemie dient der Erkennung von diversen Antigenen auf Cryo- oder Paraffinschnitten histologischer Präparate. Die Methode basiert auf die Bindung eines Antikörpers, des 1. Antikörpers, auf das Zielantigen des Gewebes. Es erfolgt die Bindung des 1. Antikörpers durch einen zweiten enzymatischen Antikörper und der Nachweiß des 2. Antikörpers durch sein Substrat. Die immunohistochemischen Färbungen werden aufgrund der herkunft des 1. Antikörpers mittels verschiedener Methoden durchgeführt. In unserer Studie wurden 3 Methoden angewendet: die indirekte, die ABC- und die EnVision-Methode (Tab. 2.6).

1. Ak	Firma	Spezies	VDG	2. Ak	Spezies	VDG	Methode
$CD3^+$	Santa-Cruz	Goat	1:75	ABC-Kit	Rabbit	1:250	ABC
$CD8a^+$	Pharmingen	Rat	1:50	Dako EO 468	Rabbit	1:200	ABC
$CD11b^+$	Pharmingen	Rat	1:50	Dako EO 468	Rabbit	1:200	ABC
$CD68^+$	Pharmingen	Rat	1:500	Dako EO 468	Rabbit	1:200	ABC
$CD80^+$	Pharmingen	Arm. Hamster	1:50	Dianova	Goat	1:100	ABC
VCAM	Pharmingen	Rat	1:50	Dako EO 468	Rabbit	1:200	ABC
ICAM	Pharmingen	Arm. Hamster	1:50	Dianova	Goat	1:100	indirekte
Kollagen I	Chemicon	Rabbit	1:500	EnVision		unverd.	EnVision
Kollagen III	Calbiochem	Rabbit	1:200	EnVision		unverd.	EnVision

Tabelle 2.6: Verwendete Antikörper für die immunhistochemische Untersuchung des Herzgewebes. *Ak* Antikörper, *VDG* Verdünnung, *Arm.* Armenian

Bei der indirekten Methode bindet ein unkonjugierter 1. Antikörper an das Antigen im histologischen Präparat. Ein enzymatischer Sekundär-Antikörper wird aufgetragen, der den Primär-Antikörper bindet. Es erfogt der Nachweiß des Enzyms des sekundären Antikörpers mittels Substrat. In unserer Studie wurde Carbazol als Substrat des enzymatischen 2. Antikörpers benutzt.

Bei der ähnlichen zur indirekten Methode Avidin-Biotin-Komplex-Methode (ABC-Methode) bindet sich der 1. Antikörper auf das Zielantigen. Die ABC-Methode ist ein Immuno-Peroxidaseverfahren. Ein biotinylierter 2. Antikörper bindet den 1. Antikörper. Es erfolgt die Gabe von Avidin (oder Streptavidin), welche stark mit Biotin reagiert und sich fest an den Sekundärantikörper bindet. Der Nachweis erfolgt wieder mittels Substrat.

Die EnVision-Methode basiert auf den Einsatz eines sowohl enzym- als auch antikörpermarkierten Polymerkonjugats, dessen "Rückgrat" aus einem Polysaccharid besteht. Der Nachweiß auch dieses Antikörpers erfolgt mittels Substrat.

2.7.3 Färbungsprozedur

2.7.3.1 Indirekte und ABC-Methode

Vorbereitend wurden die Färbefelder der Objektträger mit dem Diamantschleifer umrandet, um ein Verlaufen der Antikörper zu verhindern. Die Objektträger wurden zunächst 5 Minuten in eine Küvette mit 1 × PBS gegeben, um die Schnitte an das Puffer-Milieu zu gewöhnen. Die gewebs-

2.7 Immunhistochemie

eigene Peroxidase wurde durch 0,075% H_2O_2 in 1 × PBS blockiert. Durch zweimaliges jeweils fünf Minuten langes Spülen in 1 × PBS wurden die Schnitte von H_2O_2 gereinigt. Zur Absättigung von elektrostatischen Ladungen der Proteine und zur Verhinderung von unspezifischen Färbungen wurden die Schnitte in Normalserum, 1 × PBS und Tropfen Avidin/ml für 30 Minuten bei Raumtemperatur inkubiert.

Anschließend wurden die verdünnten Antikörper aufgetragen (100μl pro Färbefeld) und die Schnitte damit insgesamt für eine Stunde bei Raumtemperatur inkubiert. Bei der ABC-Methode wurde der 1. Antikörper in Normalserum, 1 × TBS und 4 Tropfen Avidin/ml, bei der indirekten Methode in 1 × PBS und 10% FCS verdünnt. Es erfolgte zweimaliges fünfminütiges Waschen mit PBS. Der zweite Antikörper wurde daraufhin verdünnt raufgegeben. Bei der ABC-Methode wurde die Verdünnung des biotinylierten 2. Antikörpers in 1 × PBS und Normalserum durchgeführt. Bei der indirekten Methode wurde der nicht-biotinylierte 2. Antikörper in 1 × PBS und 10% FCS verdünnt. Zur Bindung des 2. Antikörpers auf den 1. Ak wurden die Schnitte für eine Stunde bei Raumtemperatur inkubiert. Nach zweimaligem jeweils fünfminütigem Waschen mit 1 × PBS erfolgte bei der ABC-Methode die Gabe vom ABC-Komplex, 30 Minuten lange Inkubation bei Raumtemperatur und erneutes zweimaliges fünfminütiges Waschen mit 1 × PBS. Bei der indirekten Methode wurde die 2 letzten Schritte, die speziell ür für die ABC-Methode sind, ausgelassen. Die Peroxidase des 2. Antikörpers bei beiden Methoden wurde durch Gabe von Carbazol sichtbar gemacht. In einem Messzylinder wurden 15 ml 0,2 M Essigsäure und 35 ml 0,2 M Natriumacetat mit 150 ml destilliertem Wasser aufgefüllt und zu 50 mg, mit 10 ml n,n-Dimethylformamid versetztem 3-Amino-9-Ethylcarbazol (AEC) gegeben. Nach Zugabe von 100 μl 30% H_2O_2 wurde die Küvette 12 Minuten bei Dunkelheit geschüttelt, die Objektträger zweimal gewaschen und durch kurzes Eintauchen mit Hämalaun gegengefärbt. Die Schnitte wurden am Ende mit Glyceringelatine eingedeckt und mit Deckgläschen versehen. Lagerung der gefärbten Präparate in Präparatenkästen bei Raumtemperatur.

2.7.3.2 EnVision®-Methode

Vorbereitend wurden die Färbefelder der Objektträger mit dem Diamantschleifer umrandet, um ein Verlaufen der Antikörper zu verhindern. Die Objektträger wurden zunächst 5 Minuten in eine Küvette mit 1 × PBS gegeben, um die Schnitte an das Puffer-Milieu zu gewöhnen. Die gewebseigene Peroxidase wurde durch 0,075% H_2O_2 in 1 × PBS blockiert. Durch zweimaliges jeweils fünf Minuten langes Spülen in 1 × PBS wurden die Schnitte von H_2O_2 gereinigt und anschließend die verdünnten Antikörper aufgetragen.

Die Schnitte wurden für eine Stunde in einer feuchten Kammer bei Raumtemperatur inkubiert. Nach Abklopfen der Antikörper folgten zwei weitere fünfminütige Waschphasen mit 1 × PBS. Anschließend wurde der zweite bereits gebrauchsfertig vorliegende Antikörper auf das Färbefeld aufgetragen und für 30 Minuten in der feuchten Kammer inkubiert. Zwei Waschphasen gingen dem Färbeschritt mit Carbazol voraus. In einem Messzylinder wurden 15 ml 0,2 M Essigsäure und 35 ml 0,2 M Natriumacetat mit 150 ml destilliertem Wasser aufgefüllt und zu 50 mg, mit 10 ml n,n-Dimethylformamid versetztem 3-Amino-9-Ethylcarbazol (AEC) gegeben. Nach Zugabe von 100 µl 30% H_2O_2 wurde die Küvette 12 Minuten bei Dunkelheit geschüttelt, die Objektträger zweimal gewaschen und durch kurzes Eintauchen mit Hämalaun gegengefärbt. Anschließendes Bläuen der Kerne erfolgte unter kaltem fließenden Leitungswasser. Zuletzt wurden die Schnitte mit Glyceringelatine eingedeckt und mit Deckgläschen versehen. Lagerung der gefärbten Präparate in Präparatenkästen bei Raumtemperatur.

Bei allen drei Methoden erfolgte eine negative Kontrolle. Bei jeweils 2 Färbefeldern pro Färbung wurde anstatt des 1. Antikörpers nur der Puffer gegeben. Dadurch wurde die Kreuzreaktivität des 2. Antikörpers mit Gewebeantigenen ausgeschlossen. Zur Kontrolle der Blockade der endogenen Peroxidase erfolgte statt des 1. und 2. Antikörpers die Gabe von Puffer.

2.7.3.3 DeadEnd Colorimetric TUNEL System

Mit dem *DeadEnd Colorimetric TUNEL System* (Promega Corporation, Mannheim, Dautschland) gelingt der Nachweiß fragmentierter DNA in apoptotischen Zellen. Biotinylierte Nucleotide werden durch die Terminal Deoxynucleotidyl-Transferase (rTdT) an das 3' Ende der DNA-Fragmente angefügt und anschließend mit *"Horse Raddish" Peroxidase* gekoppeltem Streptavidin (Streptavidin HRP) markiert. Die Behandlung mit Carbazol lässt die Streptavidin HRP sichtbar werden.

Der "TUNEL-Assay" wurde nach einem modifiziertem Protokoll der Firma Promega durchgeführt. In 1 × PBS wurden die Schnitte an das Puffermilieu gewöhnt und anschließend in 10% gepuffertem Formalin fixiert. Formalin führt zur Bildung von vernetzender Methylenbrücken und kann zur Maskierung der Antigenen führen. Zur Demaskierung der Schnittoberflächen wurden die Objektträger mit in Proteinase K-Puffer gelöster und im Verhältnis 1:500 verdünnter Proteinase K behandelt, um die durch Formalin behinderten Bindungsstellen wieder freizulegen. Nach zweimaligem fünfminütigen Waschen in 1 × PBS folgte erneut die Fixierung der Schnitte in Formalin. Zum Nachweis der apoptotischen Zellen wurden die Schnitte mit einem aus Equilibrations Puffer,

2.7 Immunhistochemie

biotinyliertem Nucleotid Mix (1:10) und dem rTdT Enzym (1:10) bestehenden rTdT Mix versehen und eine Stunde bei 37°C inkubiert. Zuvor wurde das Gewebe in Equilibrationspuffer an das Milieu gewöhnt (10 Minuten). In Aqua dest. 1:10 verdünnte SSC Stocklösung beendete die Reaktion nach Zugabe und weiteren 15 Minuten Inkubation. Um gewebseigene Peroxidase zu blockieren und so unspezifische Färbereaktionen des Carbazols zu verhindern, wurde das Gewebe mit 0,3% H_2O_2 behandelt (fünf Minuten), anschließend erfolgte die Bindung der Streptavidin HRP während einer dreißigminütigen Inkubationszeit bei Raumtemperatur. Zwischen den einzelnen Färbeschritten wurden die Schnitte jeweils zweimal für fünf Minuten in 1 × PBS gewaschen. Die Umsetzung des Substrats Carbazol durch HRP, die Gegenfärbung mit Hämalaun und das Eindecken mit Glycelgelatine erfolgten analog zu den bereits oben beschriebenen immunhistochemischen Färbungen. Eine positiv Kontrolle erhielt eine zehn minütige Behandlung mit in DNAse Puffer im Verhältnis 1:5 verdünnter DNAse I (Quiagen, Standort), welche die Zelleigene DNA fragmentierte und so eine Bindung der biotynilierten Nucleotide nicht nur an DNA apoptotischer Zellen ermöglichte. Die Negativkontrolle wurde statt mit rTdT Mix mit Aqua dest. behandelt.

2.7.3.4 Auswertung

Die Auswertung der immunhistochemischen Färbungen und des TUNEL Assays erfolgte an einem Leica DMRB Lichtmikroskop (Leica Microsystems, Wetzlar, Deutschland) bei 200facher Vergrößerung. Die Schnitte wurden meanderförmig durchgemustert, mit Hilfe der Software Lucia G (Nikon Instrumente, Düsseldorf, Deutschland) ausgewertet und mit einem selbstangepassten Makro quantifiziert. Pro Tier wurden zwei bis vier Schnitte mikroskopiert und teilweise doppelt gesichtet. Durch die unterschiedlichen Makros wurden entweder positive Zellen/mm^2 bzw. positive Fläche in % "Area-Fraction" gemessen.

2.7.4 Zymographische Bestimmung der Aktivität von MMP-2 und -9

Um die Aktivität der MMP-2 und -9 in den vier Tiergruppen zu untersuchen, wurde eine Zymographie durchgeführt. Die Gelatin-Zymographie ist eine direkte Nachweismethode für die gelatinolytische Aktivität und wurde von Kleiner und Stetler-Stevenson [68] und von Leber und Balkwill [76] modifiziert. Bei dieser Methode werden die Proteine auf Polyacrylamidgelen, die zusätzlich Gelatine enthalten, unter denaturierenden aber nicht-reduzierenden Bedingungen elektrophoretisch aufgetrennt. Nach der Elektrophorese werden die Proteine renaturiert und 18 Stunden in einem Ca^{2+}- und Mg^{2+}-haltigen Enzympuffer bei 37°C inkubiert. Bei der nachfolgenden Färbung der

Gele stellen sich gelatinolytisch aktive Peptidasen als ungefärbte Areale dar.

2.7.4.1 Proteinextraktion

Das für die Proteinextraktion ausgewählte Myokardgewebe wurde mit 100µl RIPA Puffer versetzt. Der Puffer wurde aus 250ml 1 × PBS, 5ml Nonidet P-40, 2,5g NaDeoxycholic Acid (Natriumdesoxycholsäure) und 2,5ml 20% SDS hergestellt, autoklaviert und bei 4°C gelagert. Vor Gebrauch erfolgte die Zugabe von gebrauchsfertiger Phosphatase- und Proteinasecocktails von der Firma Sigma-Aldrich, München, Germany, mit einer Endkonzentration von 1% um Proteinolyse durch endogene Proteasen und Phosphatasen zu verhindern. Die Gewebeproben wurden auf Eis mit einem Stabhomogenisierer zerkleinert und nachfolgend in einem Thermomixer 15 Minuten bei 4°C und 660 Umdrehungen pro Minute inkubiert. Fünfzehnminütiges Zentrifugieren bei 4°C und 16.000g ermöglichte ein Abpipettieren des proteinhaltigen Überstandes, der in 20µl Aliquots bei -80°C gelagert wurde.

2.7.4.2 Konzentrationsbestimmung der Proteine

Die Konzentrationsbestimmung der extrahierten Proteine erfolgte mit dem BCA-Protein Assay Kit der Firma Pierce (Rockford, USA) in einer Mikrotiterplatte. Diese Methode basiert auf der als Biuret-Reaktion bekannten Reduktion von Cu^{2+} zu Cu^+ in alkalischem Milieu durch die in den Proteinen enthaltenen basischen Aminosäuren. Die Reaktion wird durch Chelationen der entstandenen Cu^+-Ionen mit Bicinchoninicsäure (BCA) verstärkt und erlaubt die kolorimetrische Quantifizierung der Gesamtproteinmenge.
Ein mitgelieferter boviner Serumalbumin-(BSA) Standard (2,0mg/ml) wurde in Aqua dest. verdünnt und in einer Standardreihe von 0µg/ml bis 1000µg/ml als Doppelbestimmung auf die Platte aufgetragen. Die Proben wurden im Verhältnis 1:50 und 1:100 mit destilliertem Wasser verdünnt, jeweils 10µl in eine Vertiefung der Platte pipettiert und 200µl der BCA Arbeitslösung in jedes Well gegeben dazugegeben. Bei allen Proben wurden Dreifach-bestimmungen durchgeführt. Die Arbeitslösung ließ sich aus den gelieferten Reagenzien A und B im Verhältnis 50 + 1 herstellen. Die Proben färbten sich während einer dreißigminütigen Inkubation bei 60°C im Wasserbad proportional zur Proteinkonzentration; die Absorption wurde dann photometrisch bei einer Wellenlänge von 562nm gemessen.

2.7.4.3 Gelatin-SDS-Polyacrylamidgelelektrophorese (Gelatin-SDS-PAGE)

Die Gelelektrophorese wird als Verfahren zur Trennung von Proteinen im elektrischen Feld eingesetzt. Die Ladung von Proteinen wird durch die individuelle Anzahl positiv und negativ geladener Aminosäuren und den pH-Wert bestimmt. Diese individuelle Proteinladung wird bei der SDS-PAGE durch die Zugabe des Detergenzes Natriumdodecylsulfat (SDS) erreicht. Das negativ geladene SDS lagert sich an das Protein an und macht es zu einem Polyanion, das zur Anode wandert. Nebenbei führt sie Zugabe von SDS zur völligen Denaturierung des Proteins, so dass die elektrophoretische Beweglichkeit allein von der Größe des Moleküls und der Porengröße der dreidimensionalen Gelmatrix abhängt.

Für die Bestimmung der Aktivität von MMP-2 und MMP-9 bei den Tieren der vier Gruppen wurden zwei fertige 10%ige Polyacrylamidgele mit einem Anteil von 0,1% Gelatine von der Firma Bio-Rad-Laboratories, München, Deutschland, angewendet.

2.7.4.4 Durchführung der Zymographie

25µg jeder Proteinprobe wurden mit Aqua dest. auf 10µl aufgefüllt und mit 2,5µl 5 × Probenpuffer-Puffer (1,56ml 0,5M Tris-HCL mit einem pH 6,8, 5ml Glycerol, 1,05ml 10%iges SDS, 1,25ml 0,1%iges Bromphenolblau bis zu einem Gesamtvolumen von 10ml mit A. dest aufgefüllt) gemischt. Die Proben wurden bei Raumtemperatur 10 Minuten inkubiert.

Die so angesetzten Proben wurden auf das Gel aufgetragen und in Elektrophoresepuffer (29g Tris-Base, 144g Glycin, 10g SDS und A. dest bis zu einem Gesamtvolumen von 1000ml) aufgetrennt. Eine positive Kontrolle mit gleicher Konzentration wurde auf beiden Gelen aufgetragen. Die Elektrophorese erfolgte im Eisbad bei einer Spannung von 35V für 5 Minuten, 50V für 10 Minuten und dann 120V bis die Proteine MMP-2 (72kDa) und -9 (90kDa gut anhand des Molekulargewicht-Markers aufgetrennt waren. Nach der Elektrophorese wurde das Gel 3 × 20 Minuten in 1 × Renaturierungspuffer (1,25ml Triton X-100 und A. dest bis zu einem Volumen von 500ml) unter leichtem Schütteln inkubiert. Der Verdau der Gelatine erfolgte für 2 × 20 Minuten in 1 × Enzympuffer (durch Verdünnung des 10 × Puffers aus: 12,1g Tris Base, 63g Tris HCl, 117g NaCl, 20ml Brij 35, 7,4g $CaCl_2$, 500µl $MgCl_2$ 1M-Lösung und A. dest bis zu einem Volumen von 1000ml) unter leichtem Schütteln. Anschließend erfolgte eine 18-stündige Inkubation des Geles bei 37°C in 1 × Enzympuffer unter leichtem Schwenken. Nach der Inkubationsphase wurde das Gel 3 Stunden in 0,5% Coomassie-Lösung (2,5g Coomassie G250 auf 500ml A. dest) schüttelnd gefärbt und dann mehrfach in der "Destain"-Lösung (100ml Eisessig, 300ml Methanol, 600ml A. dest.) für ca. 3-5 × 10 Minuten entfärbt, bis sich deutlich weiße Banden gegenüber dem blauen Hintergrund deutlich abgehoben waren.

Zonen mit proteolytischer Aktivität wurden durch Coomassie-Blue nicht gefärbt, da hier die Gelatinspaltprodukte aus dem Gel diffundiert waren, während sich ungespaltete Gelatine blau anfärbte.

2.7.4.5 Auswertung der Zymographie

Gefärbte Gele wurden mittels des BioDoc Analyze System der Firma Biometra digital dokumentiert und die Signaldichte ungefärbter Areale mit dem Software ImageJ, National Institutes of Health, USA ausgewertet. Ein Abgleich der Gele fand über die positive Kontrolle, die auf beiden Gelen vorhanden war, statt.

Die Gelatinasenaktivität wurde anhand des infizierten Kontrolltieres als relative Aktivität im Vergleich zu seiner Gelatinasenaktivität angegen. Dies ermöglichte den Vergleich der beiden Gele.

2.8 Statistische Auswertung

Die statistische Auswertung der unterschiedlichen Parameter wurde mit dem *Graphpad Prism 5.0* (GraphPad Software, La Jolla, USA), durchgeführt. Alle Gruppen wurden für die verschiedenen Parameter mit der ANOVA (Analysis of Variance) Prozedur verglichen. Die ANOVA-Prozedur basiert sich auf drei Vermutungen:

1. Normale Verteilung der Variablen

2. Unabhängigkeit der getesteten Gruppen voneinander

3. Gleiche Varianz für einen Parameter unter den getesteten Gruppen

Alle Variablen wurden nach einer Normalverteilung mit den Kolmogorov-Smirnov und Shapiro-Wilk Tests getestet.

Aufgrund der kleinen Gruppen waren die meisten Parameter nicht normal verteilt bzw. konnte die Normalverteilung der Parameter nicht gezeigt werden. Deswegen wurde die statistische Signifikanz mit dem nicht-parametrischen Mann-Whitney U-Test getestet, der von einer Normalverteilung und ungleicher Varianz unabhängig ist.

Die Mortalität wurde mittels Kaplan-Meier Überlebenskurven beschrieben und durch den "log-rank"-Test verglichen.

Als signifikant wurden alle Werte *p<0,05* bezeichnet. Alle Ergebnisse wurden als Mittelwert ± Standardabweichung angegeben. Die graphische Darstellung der Ergebnisse wurde als Mittelwert ± Standardfehler angegeben.

2.9 Material

Tabelle 2.7: Verwendete Puffer und Chemikalien

Artikel	Bezeichnung	Bezugsquelle
100× Denhardts-Lösung		Eppendorf, Wesseling-Berzdorf, DE
3-Amino-9-Ethylcarbazol		Sigma-Aldrich, Taufkirchen, DE
ABC-Kit	Vectastain Standard	Vector Labs, Burlingame, U.S.A.
Aceton		VWR Merck, Darmstadt, DE
Agarose	SeaKem LE Agarose	Cambrex, Rockland, U.S.A.
Ammoniumacetat		VWR Merck, Darmstadt, DE
Ammoniumsulfat		Serva, Heidelberg, DE
Aminopropyltriethoxysilan	(APES)	Sigma-Aldrich, Taufkirchen, DE
Ampli-Taq	DNA-Polymerase	Applied Biosystems, Darmstadt, DE
Aqua bidest.	Aqua-Spüllösung, steril	Delta Select, Pfullingen, DE
Avidin-Biotin-Blocking-Kit		Vector Labs, Burlingame, U.S.A.
Borsäure	für die Molekularbiologie	VWR Merck, Darmstadt, DE
Bovines Serumalbumin	BSA, lyophylisiert	Vector Labs, Burlingame, U.S.A.
Brij 35 Solution		Sigma-Aldrich, Taufkirchen, DE
Bromphenolblau		Sigma-Aldrich, Taufkirchen, DE
Calciumchlorid	CaCl2, gekörnt	VWR Merck, Darmstadt, DE
CD3$^+$	Immunhistochemie AK	Santa-Cruz Biotechn., Heidelberg, DE
CD8a$^+$, -11b$^+$, -68$^+$, -80$^+$	Immunhistochemie AK	Pharmingen, Hamburg, DE
Chloroform		VWR Merck, Darmstadt, DE
Comassie Blue G-250		VWR Merck, Darmstadt, DE
Corbit-Balsam		I. Hecht, Kiel, DE
Dako EO 468	Immunhistochemie 2. AK	Dako, Hamburg, DE
Dianova	Immunhistochemie 2. AK	Dianova, Hamburg, DE

Fortgesetzt auf der nächsten Seite

Artikel	Bezeichnung	Bezugsquelle
Diethylpyrocarbonat	(DEPC)	Sigma-Aldrich, Taufkirchen, DE
Dextransulfat	als Natriumsalz	VWR Merck, Darmstadt, DE
DNAse I	RNAse-frei	Roche, Grenzach-Whylen, DE
dNTPs	ATP, CTP, GTP, TTP	AB Gene, Hamburg, DE
Dimethylsulfoxid	DMSO	VWR Merck, Darmstadt, DE
Dithiothreitol (DTT)	als Lösung	a) Promega, Mannheim, DE
EDTA		VWR Merck, Darmstadt, DE
Entwickler	D 19	Kodak, Stuttgart, DE
EnVision	Immunhistochemie 2. AK	Dako, Hamburg, DE
Eosin Y		Sigma-Aldrich, Taufkirchen, DE
Essigsäure	100% (Eisessig)	VWR Merck, Darmstadt, DE
Essigsäureanhydrid		VWR Merck, Darmstadt, DE
Ethanol absolut	Dab 9 reinst	VWR Merck, Darmstadt, DE
Ethidiumbromid	1%ige wässrige Lösung	VWR Merck, Darmstadt, DE
Fixierer	Fixierer 3000 Lösung A	Kodak, Stuttgart, DE
Formamid		VWR Merck, Darmstadt, DE
Fotoemulsion	Typ G 5	Ilford Imaging, Dreieich, DE
Glycerol		Sigma-Aldrich, Taufkirchen, DE
Glycin		Serva, Heidelberg, DE
Hämatoxylin		VWR Merck, Darmstadt, DE
Isopropanol		VWR Merck, Darmstadt, DE
Jet-Star 2.0 Maxi Prep Kit	Maxi-Präparation	Genomed, Löhne, DE
Kaiser's Glyceringelatine		VWR Merck, Darmstadt, DE
Kaliumchlorid		VWR Merck, Darmstadt, DE
Kaliumdihydrogenphosphat		VWR Merck, Darmstadt, DE
Kollagen I	Immunhistochemie AK	Chemicon, Nürnberg, DE
Kollagen III	Immunhistochemie AK	Calbiochem, Darmstadt, DE
Lithiumcarbonat		Sigma, Taufkirchen, DE
Magnesiumchlorid	als Hexahydrat	VWR Merck, Darmstadt, DE

Fortgesetzt auf der nächsten Seite

2.9 Material

Artikel	Bezeichnung	Bezugsquelle
Methanol		J.T.Baker, Deventer, Holland
Natriumacetat		VWR Merck, Darmstadt, DE
Natriumcarbonat		VWR Merck, Darmstadt, DE
Natriumchlorid		VWR Merck, Darmstadt, DE
Natriumdesoxycholsäure		VWR Merck, Darmstadt, DE
Natriumdihydrogenphosphat		VWR Merck, Darmstadt, DE
Natriumhydroxid	als Plätzchen	VWR Merck, Darmstadt, DE
N,N-Dimethylformamid		VWR Merck, Darmstadt, DE
Nonidet P-40		Sigma, Taufkirchen, DE
Normalserum	aus dem Kaninchen	Sigma, Taufkirchen, DE
Paraformaldehyd	(PFA)	VWR Merck, Darmstadt, DE
pGEM T-Easy Vector Kit I		Promega, Mannheim, DE
Phloxin B		VWR Merck, Darmstadt, DE
Primer		TIB Molbiol, Berlin, DE
Pronase		Pierce, Rockland, U.S..
Protein Assay Kit BCA		Roche, Grenzach-Whylen, DE
Ready Precast Gel	10% Tris-HCl Zymogram	Bio-Rad, München, DE
RNA-Polymerase	Sp6 / T7, inkl. Reaktionspuffer	Invitrogen, Karlsruhe, DE
Rneasy Kit	RNA-Extraktion	Qiagen, Hilden DE
rNTP's	rATP, rCTP, rGTP (für ISH)	AP Biotech, Freiburg, DE
RT System		Promega, Mannheim, DE
RNAse A		Roche, Grenzach-Whylen, DE
RNAse Zap	aktiver RNAse-Inhibitor	Ambion, Austin, U.S.A.
RNAsin		Promega, Mannheim, DE
Sodium Dodecyl Sulfate	(SDS)	Sigma-Aldrich, Taufkirchen, DE
Solvent Blue 38		Sigma, Taufkirchen, DE
Silikon-Lösung		Serva, Heidelberg, DE
Sucrose		Sigma, Taufkirchen, DE
Tissue Tek	Einbettmedium	Sakura, Zoeterwoude, NL

Fortgesetzt auf der nächsten Seite

Artikel	Bezeichnung	Bezugsquelle
Trapanal	Thiopental	Glaxo-Smith, DE
Trichloressigsäure		VWR Merck, Darmstadt, DE
Triethanolamin		Sigma, Taufkirchen, DE
Tris-amino-methan		VWR Merck, Darmstadt, DE
Tris-HCl		VWR Merck, Darmstadt, DE
Triton X-100		Sigma, Taufkirchen, DE
Trizol LS Reagent	zur RNA-Isolierung	Invitrogen, Karlsruhe, DE
Tryptone Peptone		BD Biosciences, Heidelberg, DE
Wasserstoffperoxid	30% H_2O_2 (v/v), wässrig	Sigma, Taufkirchen, DE
VCAM, ICAM	Immunhistochemie AK	Pharmingen, Hamburg, DE
Xylol		VWR Merck, Darmstadt, DE
Zymographie-Gel	Precast Ready Gel 10%	Bio-Rad, München, DE

Tabelle 2.8: Verwendete Verbrauchsmaterialien

Artikel	Bezeichnung	Bezugsquelle
Deckgläschen	21 × 26 mm	Menzel-Gläser, Braunschweig, DE
Einmalpipetten		Biozym, Hess. Oldendorf, DE
Falcon-Tubes	15 ml, 50 ml	Sarstedt, Nürnbrecht, DE
Feintücher	Kim Wipe lite	Hakle-Kimberley, Mainz, DE
Fotopapier	K 65 HM-CE	Sony, Köln, DE
Kryotubes	1,5 ml	Greiner, Solingen-Wald, DE
Kunststoffkanüle	18G und 20G	Braun, Meisungen, DE
Objektträger	Super-Frost Plus	Menzel-Gläser, Braunschweig, DE
PCR-Tubes	0,2 ml, konischer Deckel	Biozym, Hess. Oldendorf, DE
Pipettenspitzen		Eppendorf, Wesseling-Berzdorf, DE
Reaktionsgefäße	Safe-Lock oder RNAse-frei	Eppendorf, Wesseling-Berzdorf, DE
Spritzenvorsatzfilter	Filtergröße 0,2 mm	Biometra, Göttingen, DE
Zentrifugationsgefäße		Kendro, Langenselbold, DE

3. Resultate

3.1 Körper- und Herzgewicht

Das Körpergewicht war in den beiden infizierten Gruppen reduziert im Vergleich zu den gesunden Tieren des gleichen Stammes (Tab. 3.1). Die MMP2KO-CVB3 hatten ein signifikant niedrigeres Körpergewicht im Vergleich zu den WT-CVB3. Durch die Körpergewichtsbnahme, die eins der wichtigsten klinischen Kriterien über die Morbidität bei der akuten Myokarditis darstellt [12], zeigten die MMP2KO-CVB3 einen schweren Verlauf im Vergleich zu den WT-CVB3.

Das Herzgewicht war ebenso signifikant niedriger bei den infizierten Gruppen als bei den gesunden (Tab. 3.1). Kein Unterschied wurde allerdings zwischen MMP2KO-CVB3 und WT-CVB3 festgestellt. Während der Myokarditis kommt es zu einer Abnahme des Herzgewichtes, die auf den allgemeinen Katabolismus aber auch auf die reduzierte Nahrungs- und Flüssigkeitszufuhr bei den kranken Tieren zurückzuführen ist [97]. Das Verhältnis HG/KG war bei den MMP2KO-CVB3 Tieren im Vergleich zu den MMP2KO höher. Für die WT-Tiere gab es keinen signifikanten Unterschied zwischen gesunden und infizierten Tieren; das kann durch die größere Gewichtsabnahme der MMP2KO-CVB3 erklärt werden. Körper- und Herzgewicht sind klinische Parameter, die in unserer Studie auf eine schwerere Myokarditis bei den MMP2KO-CVB3 hinwiesen.

3.2 Charakterisierung der Herzfunktion

Sieben Tage nach der Infektion der Tiere mit Coxsackievirus-B3 erfolgte die hämodynamische Charakterisierung der Herzfunktion mittels Konduktanzkathetermessung (Tab. 3.1).

3.2.1 Hämodynamische Funktion unter Basalbedingungen

Es konnten signifikante Unterschiede sowohl an der systolischen, als auch an der diastolischen Herzfunktion zwischen den beiden Kontrollgruppen, WT-Co und MMP2KO-Co, unter Basalbedingungen ausgeschlossen werden. Die beiden Gruppen unterschieden sich im Körper- und Herzgewicht ebenso nicht.

	WT-Co	MMP2KO-Co	WT-CVB3	MMP2KO-CVB3
KG (g)	$22,5\pm0,76$	$21,4\pm1,14$	$18,1\pm1,7^\dagger$	$15,7\pm0,71^{\ddagger,\S}$
HG (mg)	$124\pm4,6$	$117,8\pm3,7$	$104,1\pm10,7^\dagger$	$97,6\pm1,5^{\ddagger,\S}$
HG/KG (mg/g)	$5,5\pm0,2$	$5,5\pm0,37$	$5,7\pm0,6$	$6,2\pm0,3^\ddagger$
Globale Herzfunktion				
HR (bpm)	520 ± 55	502 ± 51	$391\pm58^\dagger$	$270\pm30^{\ddagger,\S}$
LVESV (μl)	$17,54\pm11,16$	$17,13\pm7,8$	$19,06\pm3,79$	$9,59\pm3,2^{\ddagger,\S}$
LVEDV (μl)	$38,1\pm20,43$	$40,83\pm12,87$	$38,87\pm6,31$	$22,59\pm5,39^{\ddagger,\S}$
SV (μl)	$17,62\pm10,16$	$19,3\pm8,29$	$20,76\pm5,53$	$13,5\pm4,1^\S$
CO ($\mu l/min$)	10011 ± 6734	10430 ± 4372	7007 ± 1938	$3645\pm1053^{\ddagger,\S}$
EF (%)	$52\pm3,43$	$53,89\pm6,01$	$53,76\pm8,37$	$59,95\pm9,21$
Systolische Funktion				
LVP_{max} (mmHg)	$90,6\pm3.73$	$85,5\pm2,9$	$74,97\pm6,45^\dagger$	$57,36\pm7,83^{\ddagger,\S}$
LVESP (mmHg)	$79,96\pm2,56$	$75,6\pm4,8$	$62,55\pm6,08^\dagger$	$50\pm7,3^{\ddagger,\S}$
dP/dt_{max} (mmHg/s)	7197 ± 2181	6650 ± 544	$3481\pm715,4^\dagger$	$2761\pm435,3^{\ddagger,\S}$
Diastolische Funktion				
LVEDP (mmHg)	$2,99\pm1,69$	$3,4\pm1,65$	$9,82\pm2,66^\dagger$	$9,05\pm2,4^\ddagger$
LVP_{min} (mmHg)	$0,25\pm1,44$	$0,89\pm0,58$	$7,06\pm2,31^\dagger$	$6,3\pm2,54^\ddagger$
dP/dt_{min} (mmHg/s)	-5136 ± 1261	-4257 ± 1154	$-2736\pm421^\dagger$	$-1833\pm458,2^{\ddagger,\S}$
Tau (ms)	$10,86\pm2,012$	$11,45\pm1,94$	$17,6\pm1,95^\dagger$	$18,71\pm1,5^\ddagger$

Tabelle 3.1: Hämodynamische Parameter sieben Tage nach der Infektion: $\dagger p < 0,05$ vs. WT-Co, $\ddagger p < 0,05$ vs. MMP2KO-Co, $\S p < 0,05$ vs. WT-CVB3. Alle Werte sind als Mittelwert ± Standardabweichung angegeben. *KG*, Körpergewicht, *HG*, Herzgewicht, *HR*, Herzfrequenz, *LVESV*, endsystolisches linksventrikeläres (LV) Volumen, *LVEDV*, enddiastolisches LV-Volumen, *SV*, Schalgvolumen, *CO*, Herzzeitvolumen, *EF*, Ejektionsfraktion, LVP_{max}, maximaler LV-Druck, *LVESP*, endsystolischer LV-Druck, dP/dt_{max}, maximale LV-Druckanstiegsgeschwindigkeit, *LVEDP*, enddiastolischer LV-Druck, LVP_{min}, minimaler LV-Druck, dP/dt_{min}, maximale LV-Druckabfallgeschwindigkeit, *Tau*, Zeitkonstane des LV-Druckabfalls

3.2 Charakterisierung der Herzfunktion 43

3.2.2 Hämodynamische Funktion bei den infizierten Tieren

3.2.2.1 Globale Herzfunktion

Die infizierten Tiere jedes Stammes hatten eine signifikant niedrigere Herzfrequenz als ihre gesunde Kontrolltiere. Die MMP2KO-CVB3-Tiere zeigten eine noch niedrigere Herzfrequenz als die WT-CVB3 (Tab. 3.1).

Der Konduktanzkatheter gibt die Möglichkeit zur genauen Bestimmung der LV-Volumina und des daraus berechneten Schlagvolumens (SV) mit der Ejektiosfraktion (EF). WT-Co, MMP2KO-Co und WT-CVB3 hatten keinen signifikanten Unterschied weder beim endsystolischen ($LVESV$) und enddiastolischen ($LVEDV$) Volumen noch beim Schlagvolumen (SV). Auf der anderen Seite stellten wir ein signifikant geringeres $LVESV$ bei den MMP2KO-CVB3 im Vergleich zu den MMP2KO und den WT-CVB3 fest (Tab. 3.1). Das $LVEDV$ war ebenso geringer in den MMP2KO-CVB3. Das Schlagvolumen war durch die geringere enddiastolische und endsystolische Volumina entsprechend kleiner bei den MMP2KO-CVB3 als in den anderen Gruppen. Die Ejektionsfraktion blieb aber bei allen Tiergruppen stabil normal. Das Herzzeitvolumen (CO) war bei den MMP2KO-CVB3 im Vergleich zu den MMP2KO-Co und WT-CVB3, als Produkt von Schlagvolumen und Herzfrequenz, ebenso geringer.

3.2.2.2 Systolische Funktion

Einer der wichtigsten Parameter für die Charakterisierung der systolischen Funktion ist der produzierende LV-Druck. Er ist deswegen wichtig, weil er vom kontraktilen Zustand des Herzmuskels abhängig ist und den arteriellen Druck im Körper bestimmt [97].
Wir verglichen sowohl den endsystolischen ($LVESP$) als auch den maximalen (LVP_{max}) LV-Druck (Tab. 3.1). Beide Parameter waren signifikant reduziert bei den infizierten Gruppen im Vergleich zu den Kontrollgruppen. Interessanterweise beobachteten wir niedrigere $LVESP$ und LVP_{max} bei den MMP2KO-CVB3 als bei den WT-CVB3. Die beiden infizierten Gruppen unterschieden sich ferner an der maximalen Druckanstiegsgeschwindigkeit im linken Ventrikel (dP/dt_{max}). Diese drei Parameter geben Hinweise für die Kontraktilität des linken Ventrikels; hier zeigten sie eine signifikant reduzierte Kontraktilität und systolische LV-Funktion bei den MMP2KO-CVB3 Tieren.
Insgesamt stellten wir eine signifikant reduzierte systolische Herzfunktion bei allen infizierten Tieren fest. Bei den MMP2KO-CVB3 beobachteten wir allerdings eine signifikant schlechtere systolische Funktion im Vergleich zu den WT-CVB3, was für einen größeren Herzschaden durch die

Myokarditis spricht.

3.2.2.3 Diastolische Funktion

Um die diastolische Funktion bei den infizierten Tieren zu vergleichen verschieden Parameter untersucht (Tab. 3.1). Bei allen infizierten Tieren beobachteten wir eine Abnahme der diastolischen Herzfunktion. Der linksventrikuläre enddiastolische Druck (*LVEDP*) war erhöht, die dP/dt_{max} reduziert und der τ signifikant verlängert in den WT-CVB3 und MMP2KO-CVB3. Die MMP2KO-CVB3 Tiere hatten eine noch niedrigere dP/dt_{max} im Vergleich zu den WT-CVB3. Das LVEDV, das zur Beschreibung der diastolischen Funktion gehört, zeigte in den WT-Co, MMP2KO-Co und WT-CVB3 keinen Unterschied; in den MMP2KO-CVB3 war es aber signifikant reduziert im Vergleich zu den MMP2KO-Co und den WT-CVB3. Zwischen den WT-CVB3 und MMP2KO-CVB3 konnte eine signifikante Reduktion der dP/dt_{max} festgestellt werden. Der τ und der *LVEDP* zeigten aber keinen Unterschied. Die diastolische Funktion stellte sich bei den MMP2KO-CVB3 geringgradig schlechter als bei den WT-CVB3.

3.3 Mortalität

Alle 10 MMP2KO-CVB3 Tiere starben zwischen Tag 8 und 11 nach der Infektion. Die Mortalität der WT-CVB3 betrug 20% während der 21-tägigen Beobachtungszeit (Abb. 3.1). Der Vergleich der Kaplan-Meier-Kurven zeigte eine signifikant erhöhte Mortalität bei den MMP2KO-CVB3 Tieren ("log-rank", *p=0,0027*).

3.4 Myokardfibrose

Nach jeder Gewebeverletzung und Inflammation erfolgt der Heilungsprozess mit signifikanter Ablagerung von Kollagen und Umtausch der zerstörten Gewebeproteine durch Kollagen [130]. Als Marker von Fibrose im Myokard untersuchten wir mittels PCR die Expression von TGF-β und Kollagen Typ I und III, sowie immunhistochemisch den Gehalt des Herzens an Typ I und III Kollagen.

Die TGF-β-Expression war signifikant erhöht in der MMP2KO-CVB3 Gruppe (12,18 ± 3,1) im Vergleich zu den MMP2KO-Co (5,05 ± 0,71) und den WT-CVB3 (6,1 ± 1,39). Es ließ sich kein Unterschied war zwischen WT-Co (5,01 ± 0,66) und WT-CVB3 darstellen. Die Expression von Kollagen I und III in den 4 Gruppen kann in der Abb. 3.2 gesehen werden. Interessanterweise

3.4 Myokardfibrose

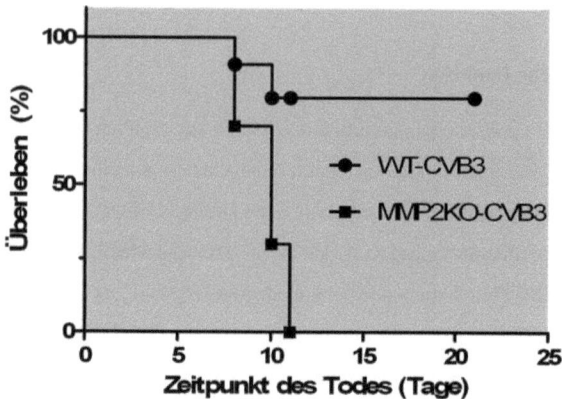

Abbildung 3.1: Kaplan-Meier Überlebenskurven der WT-CVB3- und MMP2KO-CVB3-Tiere: Die Mortalität in der MMP2KO-CVB3-Gruppe betrug 100% 11 Tagen nach der Infektion mit CVB3, *n=10 pro Gruppe*.

zeigte sich eine höhere Expression von Kollagen I und III bereits bei den gesunden WT-Co Tieren verglichen zu den MMP2KO-Co. Dieses Verhältnis war allerdings umgekehrt in den beiden infizierten Gruppen. Dort zeigten die MMP2KO-CVB3 eine höhere Kollagen I- und III-Expression als die WT-CVB3.

Immunhistochemisch zeigte sich kein signifikanter Unterschied zwischen gesunden und kranken Tieren was den Gesamtkollagen- und den Typ III Kollagengehalt betrifft. Anders als auf der mRNA-Ebene konnten wir keinen Unterschied bei der Kollagen III-Menge zwischen den beiden gesunden Gruppen identifizieren. Interessanterweise war allerdings auch auf Protein-Ebene ein kleinerer Kollagen I-Gehalt bei den MMP2KO-Co als bei den WT-Co zu beobachten. Die infizierten Gruppen zeigten eine signifikant höhere Kollagen I-Ablagerung im Vergleich zu den gesunden Kontrollgruppen; zwischen MMP2KO-CVB3 und WT-CVB3 gab es aber keinen Unterschied.

Insgesamt stellten wir in den infizierten Tieren eine Fibrose im Sinne einer Erhöhung des Kollagen I-Gehaltes und des Kollagen I/Kollagen III-Verhältnisses fest. Signifikante Unterschiede zeigten sich aber unter den infizierten Tieren auf Protein-Ebene nicht, obwohl die Expression von Kollagen I und III bei den MMP2KO-CVB3 stärker war.

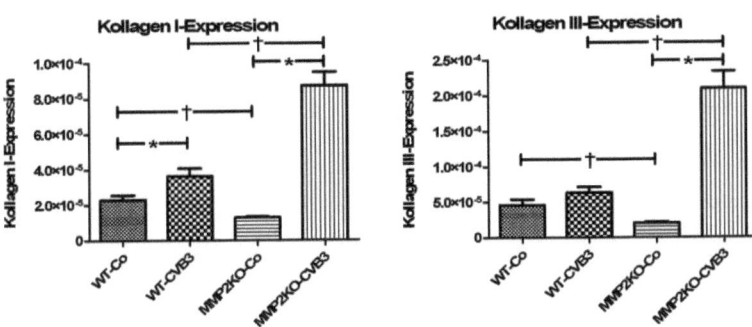

Abbildung 3.2: Kollagen I-, Kollagen III-Expression: *, †, $p < 0,05$, Daten als Mittelwert ± Standardfehler angegeben.

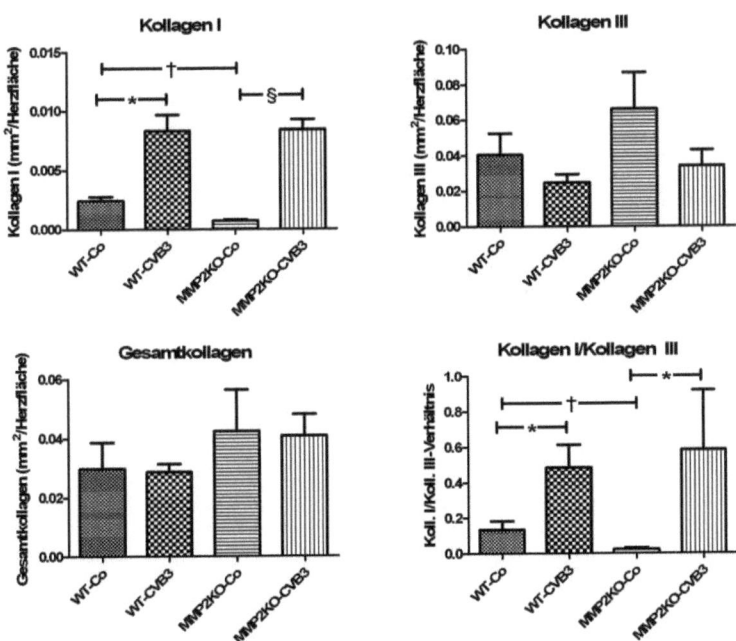

Abbildung 3.3: Kollagen I-, Kollagen III-, Gesamtkollagengehalt und Kollagen I/Kollagen III-Verhältnis: Kein Unterschied wurde am Kollagen III- und Gesamtkollagengehalt festgestellt. *, †, §$p < 0,05$, Daten als Mittelwert ± Standardfehler angegeben.

3.5 Inflammation

Um die Rolle der MMP-2 genauer zu beschreiben, wurde die Inflammation im Herzen untersucht. Es wurden sowohl die Immunzellinfiltration des Myokards, als auch die Expression von Zytokinen und Chemokinen analysiert.

3.5.1 Immunzellinfitration

Die Anzahl der einwandernden Immunzellen wurde immunhistochemisch mittels spezifischer Marker für die unterschiedlichen Zelltypen untersucht. $CD3^+$ wurde als Marker für alle T-Zellen, $CD8a^+$ für die zytotoxischen T-Zellen $CD11b^+$ für T-Zellen und Makrophagen, $CD68^+$ für Makrophagen und $CD80^+$ für aktivierte B-Zellen benutzt. Beide infizierte Gruppen zeigten eine erhöhte Transmigration von $CD3^+$-, $CD8a^+$, $CD11b^+$-, $CD68^+$- und $CD80^+$-Zellen in das Myokard im Vergleich zu den gesunden Kontrolltieren. Die Anzahl dieser Zelltypen war aber in den MMP2KO-CVB3 signifikant höher als in den WT-CVB3 (Abb. 3.4 und 3.5). Ferner konnten grössere Infiltrate im Herzen der MMP2KO-CVB3 erkannt werden, die durch die starke Zelleinwanderung verursacht waren (Abb. 3.6, 3.7).

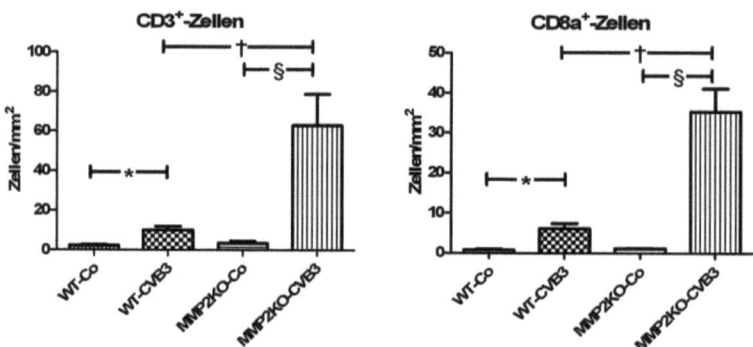

Abbildung 3.4: $CD3^+$- und $CD8a^+$-Zellen im Myokard. Die MMP2KO-CVB3 zeigten eine signifikant stärkere Einwanderung von als die anderen Gruppen: *, †, § *p<0,05*, Daten als Mittelwert ± Standardfehler abgebildet.

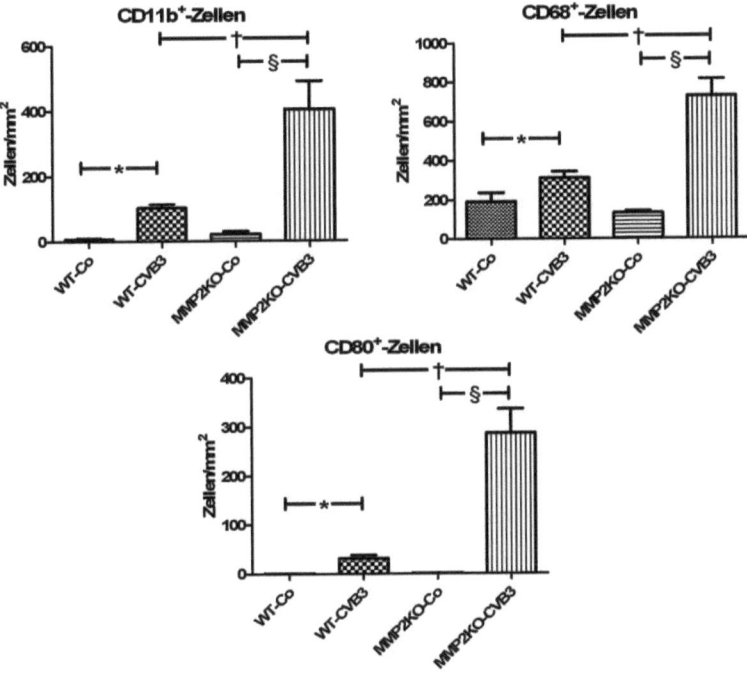

Abbildung 3.5: Die MMP2KO-CVB3 zeigten signifikant mehr CD11b$^+$-, CD68$^+$- und CD80$^+$-Zellen als die anderen Gruppen: *, †, § $p<0,05$, Daten als Mittelwert ± Standardfehler abgebildet.

3.5 Inflammation

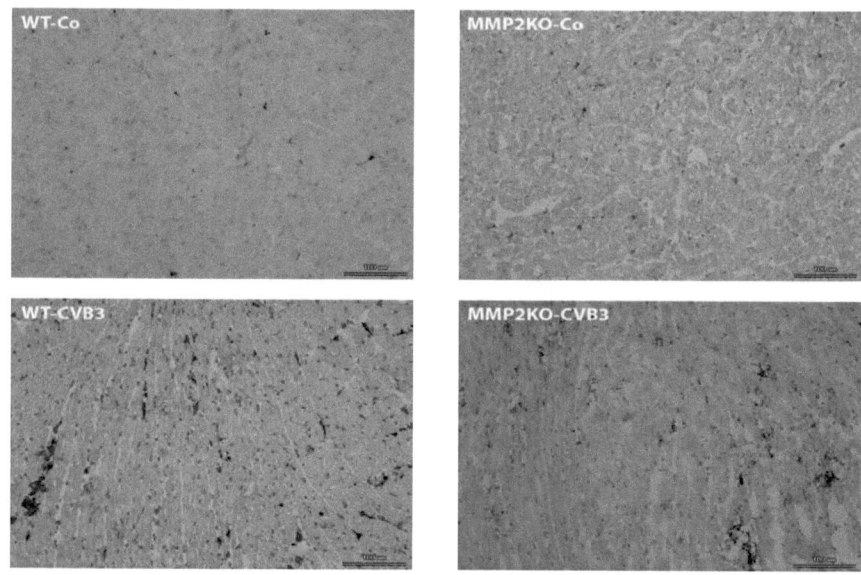

Abbildung 3.6: CD11b$^+$-Zellen im Myokard. *200×-Vergrößerung.*

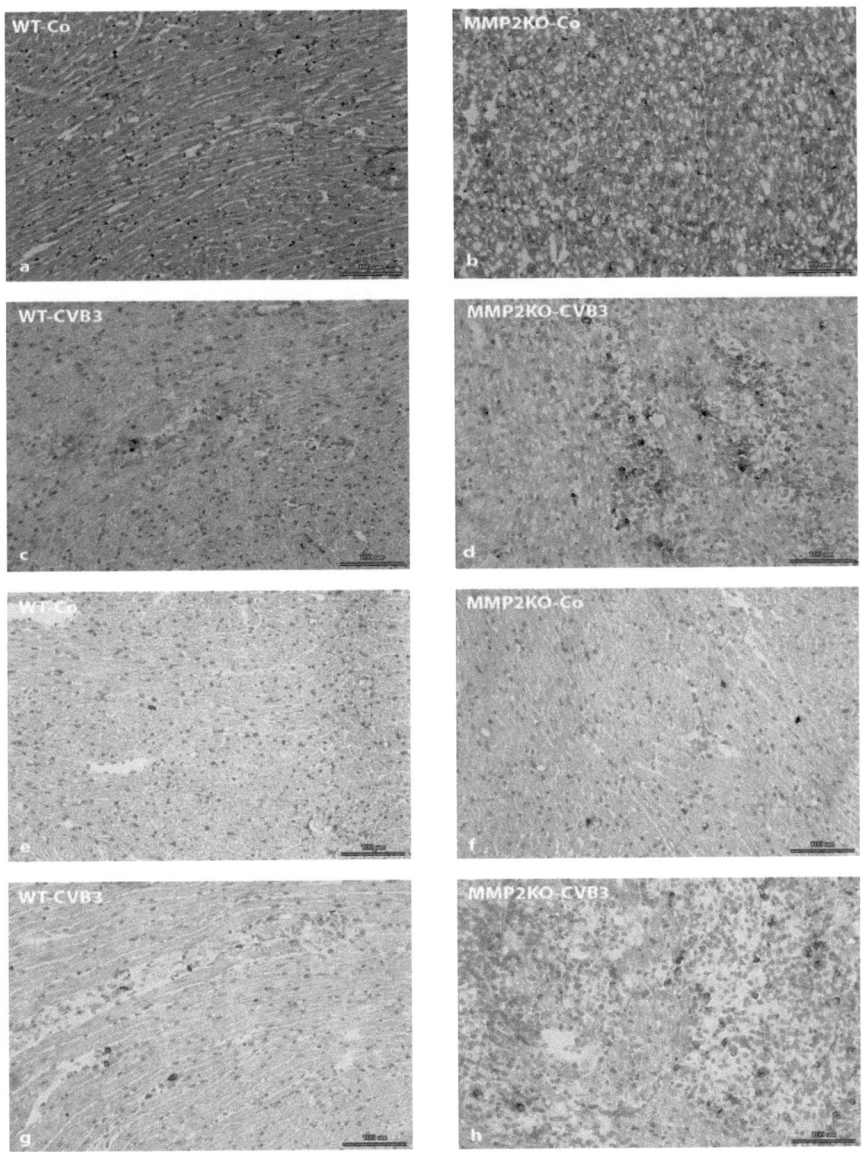

Abbildung 3.7: CD3$^+$- (a-d) und CD8a$^+$-Zellen (e-h) im Myokard. *200×-Vergrößerung.*

3.5 Inflammation

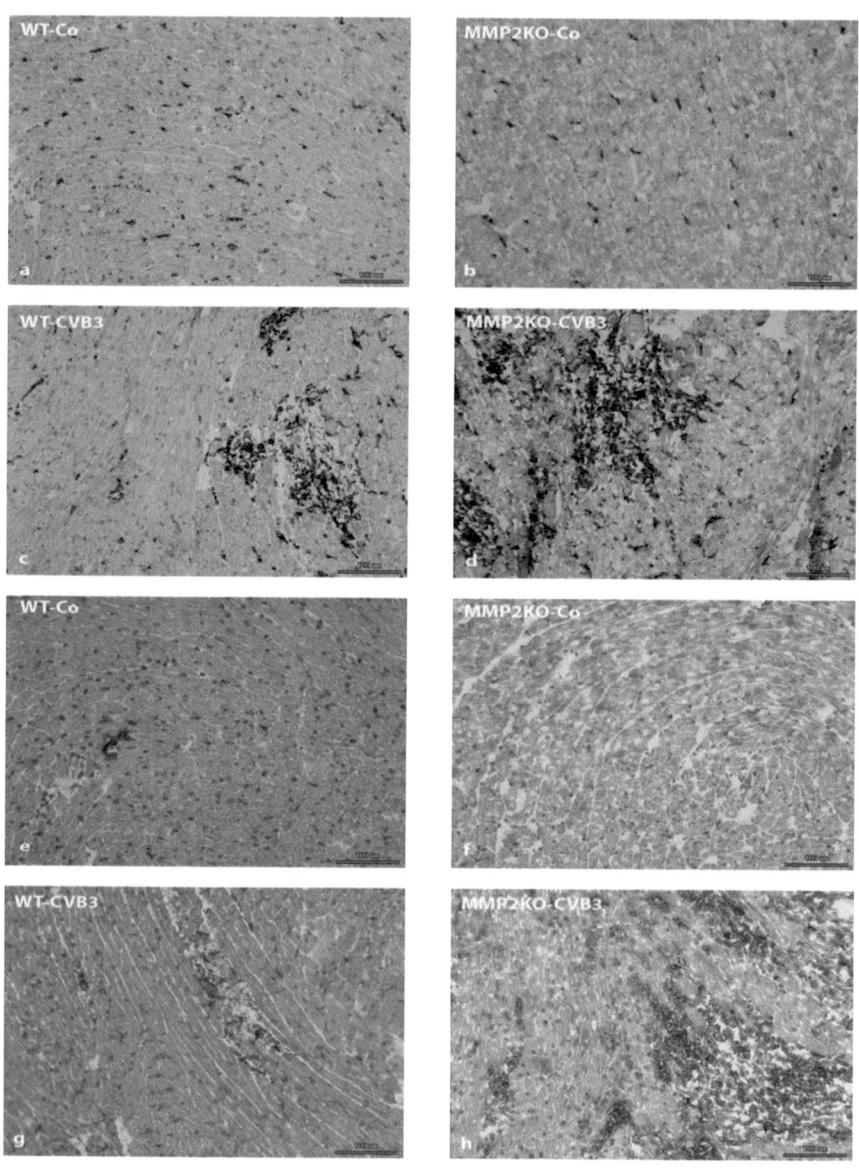

Abbildung 3.8: CD68$^+$- (a-d) und CD80$^+$-Zellen (e-h) im Myokard. *200×-Vergrößerung*.

3.5.2 Zytokin- und Chemokinexpression

Wir untersuchten die Expression von verschiedenen Zytokinen und Chemokinen im kardialen Gewebe, die die erhöhte Zellinfiltration der MMP2KO-CVB3 erklären könnte. Die mRNA-Mengen wurden mittels RT-PCR bestimmt.
Die beiden infizierten Gruppen zeigten eine erhöhte Expression von IFN-β und -γ im Vergleich zu den Kontrolltieren. Die MMP2KO-CVB3 hatten grössere mRNA-Mengen von IFN-α im Vergleich zu MMP2KO-Co; die WT-CVB3 zeigten bei der IFN-α-Expression keinen signifikanten Unterschied zu den WT-CVB3.
Zwischen MMP2KO-CVB3 und WT-CVB3 fanden wir eine signifikant höhere Gen-Expression der drei Interferonen, α, β und γ, bei den MMP2KO-CVB3 (Abb. 3.9).

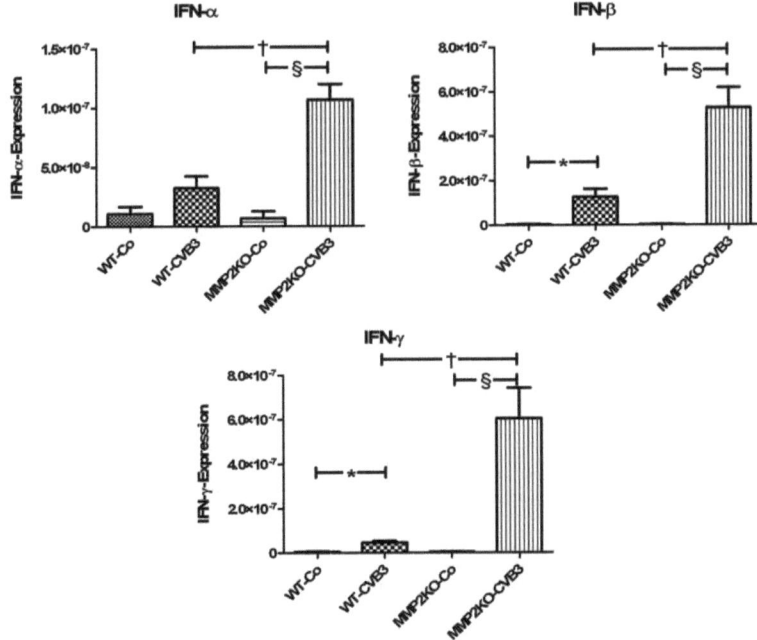

Abbildung 3.9: Expression von IFN-α, -β und -γ an allen 4 Gruppen: $*$, $\dagger$, $\S$ $p < 0,05$. Daten sind als Mittelwert ± Standardfehler abgebildet.

TNF-α gehört zu den Zytokinen, die bei der CVB3-induzierten Myokarditis den Verlauf der Krank-

3.5 Inflammation

heit beeinflussen [20]. Die mRNA-Produktion von TNF-α war in allen infizierten Tieren erhöht; zwischen MMP2KO-CVB3 und WT-CVB3 gab es ebenso einen signifikanten Unterschied (Abb. 3.10a).

Zytokine der Interleukine-Familie spielen eine wichtige Rolle bei der CVB3-Myokarditis [30]. Untersucht wurde die Gen-Expression der IL-1β, -6, -10 und -18 mittels RT-PCR. Wir stellten eine signifikant erhöhte Expression von IL-1β in den MMP2KO-CVB3 im Vergleich zu den MMP2KO-Co und den WT-CVB3 fest (Abb. 3.10b). Die WT-CVB3 zeigten zu diesem Zeitpunkt keine signifikante Erhöhung der IL-1β-Expression.

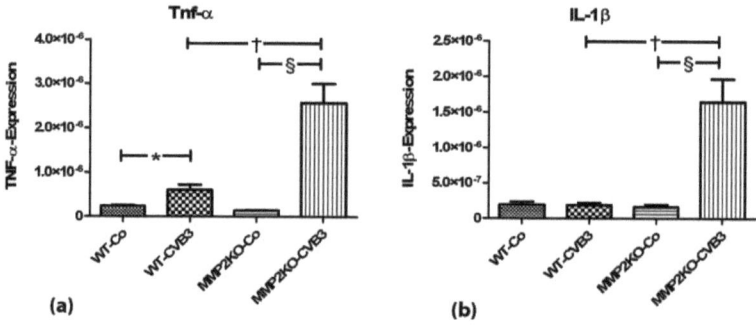

Abbildung 3.10: Expression von (a) TNF-α und (b) IL-1β im Herzen: ∗, †, § $p < 0,05$. Daten sind als Mittelwert ± Standardfehler abgebildet.

Signifikant gesteigert war die Expression von IL-6 in beiden infizierten Gruppen im Vergleich zu den gesunden Tieren; die MMP2KO-CVB3 zeigten aber eine höhere Expression als die WT-CVB3 (Abb. 3.11a).

Wir untersuchten ferner die Expression von IL-10 und -18 (Tab. 3.11b und c). Zwischen WT-CVB3 und WT-Co unterschied sich nur die Expression der IL-10; die Expression von IL-18 zeigte keine. Wir fanden mehr IL-10 und -18 mRNA bei den MMP2KO-CVB3 im Vergleich zu den WT-CVB3 und den MMP2KO-Co.

Chemokine sind wichtige lokale Regulatoren der Inflammation, die Konzentrations-Gradiente für die chemotaktische Bewegung der Immunzellen in den Geweben bilden [129]. Wir untersuchten die Expression von verschiedenen Chemokinen in unserem experimentellen Modell. Unter ande-

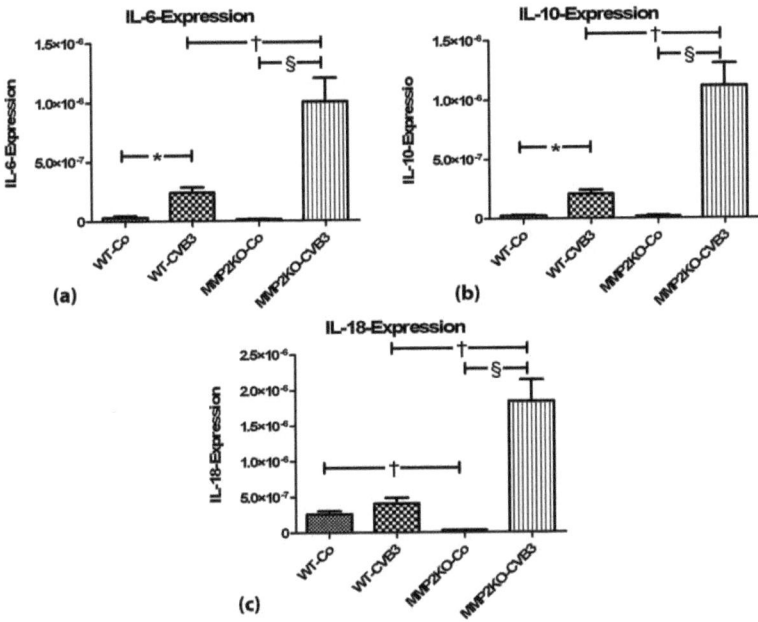

Abbildung 3.11: Expression von (a) IL-6, (b) -10 und (c) -18 im Herzen: ∗, †, § $p < 0,05$. Daten sind als Mittelwert ± Standardfehler abgebildet.

ren waren CX_3CL1-, CCL7 (MCP-3)- und CXCL10-mRNA-Mengen in den infizierten Gruppen signifikant erhöht im Vergleich zu den gesunden Tieren.

In den MMP2KO-CVB3 war die Expression dieser Zytokine, sowie auch der CCL2, CCL8 und CXCL12, höher als in den WT-CVB3. CXCL12-Expression zeigte keinen signifkanten Unterschied zwischen den vier Gruppen (Abb. 3.13a-c).

CCR2, ein Rezeptor der sich auf den T-Zellen befindet und die Chemotaxis aktiviert, war auf mRNA-Ebene in beiden infizierten Gruppen erhöht und in den MMP2KO-CVB3 signifikant mehr als in den WT-CVB3 (Abb. 3.13d).

Insgesamt wurde eine erhöhte Expression von Zytokinen der Interleukin- und der Interferon-Familien, sowie auch von TNF-α während der akuten Phase der Myokarditis gesehen; eine signifikante Expression konnte ebenso an vielen Chemokinen festgestellt werden. Wichtige Beobachtung

3.5 Inflammation

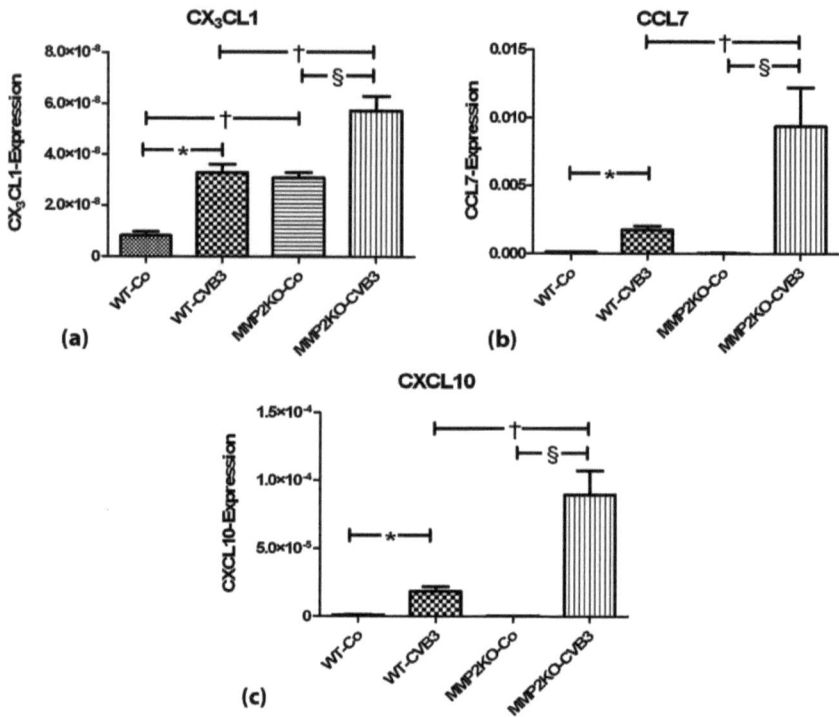

Abbildung 3.12: Expression von (a) CX$_3$CL1, (b) CCL7 und (c) CXCL10 im Herzen: *, †, § $p < 0,05$. Daten sind als Mittelwert ± Standardfehler abgebildet.

war die signifikant gesteigerte Expression dieser Zytokine und Chemokine insbesondere bei den MMP2KO-CVB3 im Vergleich zu den WT-CVB3, was auf eine stärkere Immunreaktion hinwies. Letzte konnte immunhistochemisch durch eine grössere Einwanderung von Immunzellen in das Herz der MMP2KO-CVB3 Tiere und durch den Nachweis ausgeprägterer Gewebeschäden bestätigt werden.

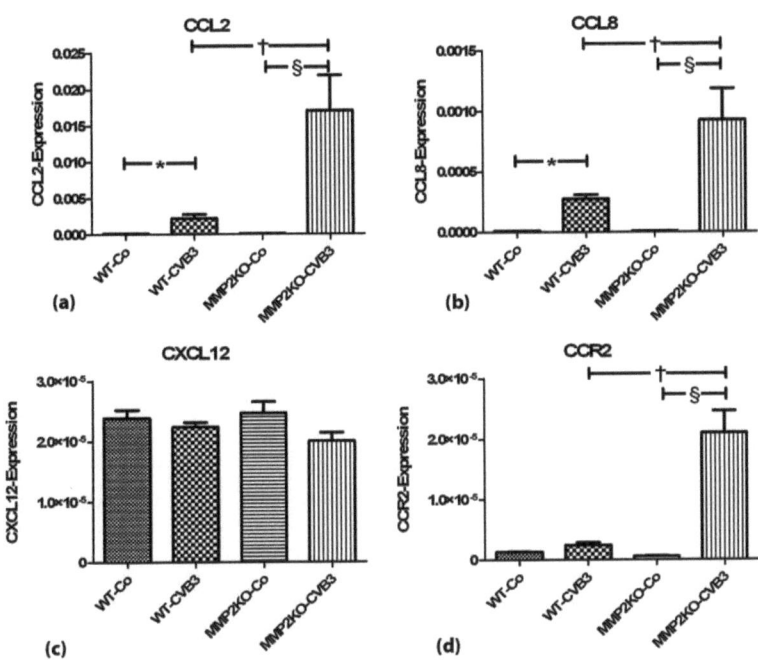

Abbildung 3.13: Expression von (a) CCL2, (b) CCL8, (c) CXCL12 und (d) CCR2 im Herzen: ∗, †, § $p < 0,05$. Daten sind als Mittelwert ± Standardfehler abgebildet.

3.5.3 Adhäsionsmoleküle VCAM und ICAM

Die Expression der Adhäsionsmolekülen ICAM ("Intercellular Adhesion Molecule") und VCAM ("Vascular Cell Adhesion Molecule") ist wichtig bei der Untersuchung der Myokarditis, weil die beiden Moleküle die transendotheliale Migration von Leukozyten induzieren [44]. Die Mengen dieser Moleküle im Herzen untersuchten wir mittels Immunhistochemie.

Die Konzentration beider Moleküle war bei den infizierten Tieren erhöht im Vergleich zu den gesunden Tieren. Die MMP2KO-CVB3 zeigten höhere Mengen von VCAM und ICAM als die WT-CVB3 (Abb. 3.14). Dadurch wurde in den MMP2KO-CVB3 eine gesteigerte Leukozytentransmigration im Vergleich zu den WT-CVB3 induziert.

3.6 Aktivität und Expression von Matrix Metalloproteinasen

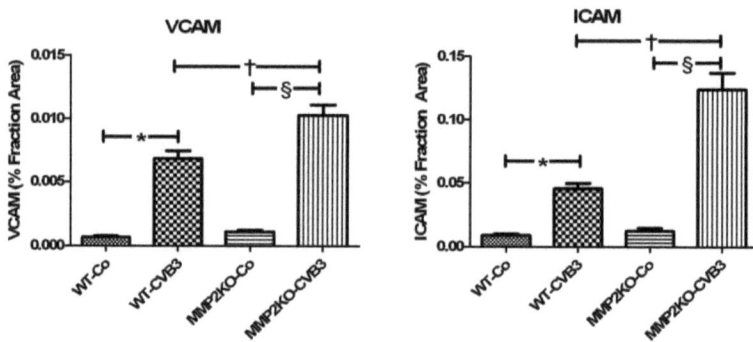

Abbildung 3.14: Immunhistochemische Bestimmung der VCAM- und ICAM-Mengen im Herzen sieben Tage nach der Infektion: *, †, § $p < 0,05$. Daten sind als Mittelwert ± Standardfehler abgebildet.

3.6 Aktivität und Expression von Matrix Metalloproteinasen

Die Matrix Metalloproteinasen spielen eine wichtige Rolle sowohl bei der Entwicklung der Entzündung [102], als auch beim Heilunsprozess und "Remodelling" des Herzens [100]. Deswegen untersuchten wir die Aktivität der MMP-2 und -9 wurde mittels Zymographie. Die Gen-Expression der Matrix Metalloproteinasen-2, -7, -8, -9, -10, -12 und ihrer Inhibitoren TIMP-1, -2, -3, -4 im Herzen wurde mittels PCR bestimmt.

Die Expression von MMP-7, -10, -12 und -13 war in den MMP2KO-CVB3 im Vergleich zu den WT-CVB3 signifikant erhöht. Interessanterweise war die Expression von MMP-9 in den MMP2KO-CVB3 signifikant niedriger als in den WT-CVB3.

Signifikante Unterschiede zeigte ebenso die Expression von TIMP-1, -3 und -4 zwischen den infizierten Tieren, mit einer Erhöhung der TIMP-1-Expression und Abnahme der Expression der TIMPs-3 und -4 in den MMP2KO-CVB3 (Tab. 3.2).

Zymographisch stellten wir eine signifikant erhöhte Aktivität in den infizierten Gruppen verglichen zu den gesunden Tieren fest. Die MMP-9-Aktivität unterschied sich, im Gegensatz zu ihrer Expression, zwischen den beiden infizierten Gruppen nicht (Abb. 3.15). Die Aktivität von Pro-MMP-2 war in den WT-CVB3 erhöht, während die Aktivität der aktiven Form niedriger im Vergleich zu den WT-Co war. Wie erwartet wurde keine Expression oder Aktivität von MMP-2 in den

	WT-Co	MMP2KO-Co	WT-CVB3	MMP2KO-CVB3
MMP-2	1,85±0,42	n.b.	1,34±0,32	n.b.
MMP-7	7,57±1,86	5,72±3,8	4,78±0,9†	26,9±17,2‡,§
MMP-8	1,67±1,05	2,7±1,86	148,7±112,7†	203±99,5‡
MMP-9	3,2±0,92	1,76±0,78	4,23±1,5	2,57±1,3§
MMP-10	7,6±1,9	5,7±3,8	39,45±26,9	139,2±46,1‡,§
MMP-12	1,56±0,24	0,94±0,35	15,32±5,3†	30,42±11,6‡,§
MMP-13	3,4±0,64‡	1,41±0,28	2,87±0,6	12,57±4,95‡,§
TIMP-1	6,67±3,2	4,12±1,38	233,3±143,2†	787,4±266,3‡,§
TIMP-2	1,36±0,26‡	0,64±0,04	0,98±0,15†	1,09±0,16‡
TIMP-3	4,9±0,73‡	2,34±0,99	3,49±0,6†	2,11±0,66§
TIMP-4	1,76±0,51	1,41±0,39	1,64±0,51	0,6±0,34‡,§

Tabelle 3.2: Expression der Matrix Metalloproteinasen und ihrer TIMPs im Myokard sieben Tage nach der Infektion: $†p < 0,05$ vs. WT-Co, $‡p < 0,05$ vs. MMP2KO-Co, $§p < 0,05$ vs. WT-CVB3, Daten als Mittelwert ± Standardabweichung angegeben. *MMP* Matrix-Metalloproteinase, *n.b.* nicht bestimmbar

MMP2KO-Tieren registriert.

3.7 Apoptose

Zur Untersuchung der Induktion von Apoptose durch das CVB3 während der akuten Myokarditis wurde die immunhistochemische TUNEL-Methode angewendet, sowie die Gen-Expression der Kaspasen-3 und -8 und Bax und Bcl-2 bestimmt. Durch die Expression von Bax und Bcl-2 wurde das Verhältnis Bax/Bcl-2 berechnet, welches das Gleichgewicht zwischen proapoptotischer (Bax) und antiapoptotischer Gene (Bcl-2) zeigt. Dieses Verhältnis ist für die Entscheidung der Zellschicksals als wichtiger Marker anerkannt [120].

Beide infizierte Gruppen stellten eine höhere Apoptoserate von Zellen als die gesunden Gruppen dar, wie sie durch die TUNEL-Methode und die Expression der Kaspasen-3 und -8 bestimmt werden konnte (Abb. 3.16). Ferner stellten wir ein erhöhtes Ratio von Tunel-positiven Zellen in den MMP2KO-CVB3 im Vergleich zu den WT-CVB3 fest. Die Expression der Kaspasen-3 und -8 war ebenso gesteigert in den MMP2KO-CVB3 verglichen zu den WT-CVB3. Insgesamt zeigten

3.7 Apoptose

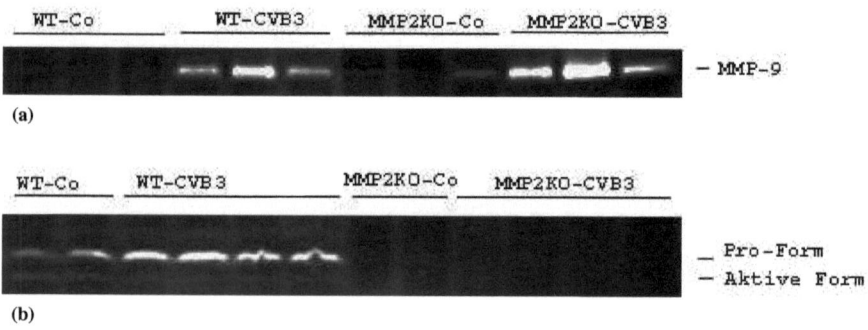

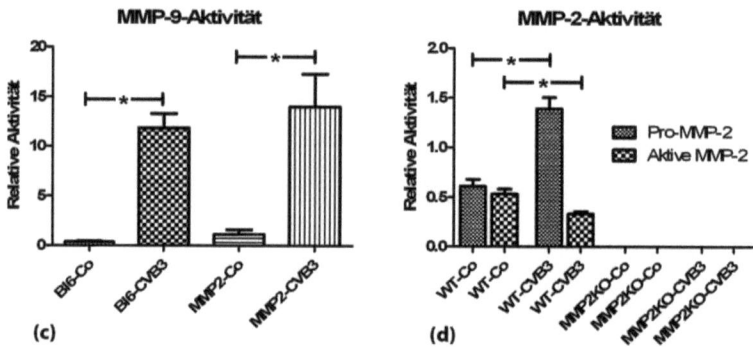

Abbildung 3.15: Aktivität von (a), (c) MMP-9 und (b), (d) MMP-2 im Myokard. Die drei Formen der MMP-2 konnten unterschieden werden; gemessen wurden die Pro- und die aktive Form: $*p < 0,05$, Daten als Mittelwert $\pm$ Standardfehler abgebildet.

die MMP2KO-CVB3 signifikant höhere Aktivierung der Prozesse, die zur Apoptose der Zellen führen, die durch die TUNEL-Methode (Abb. 3.17) bestätigt werden konnte.

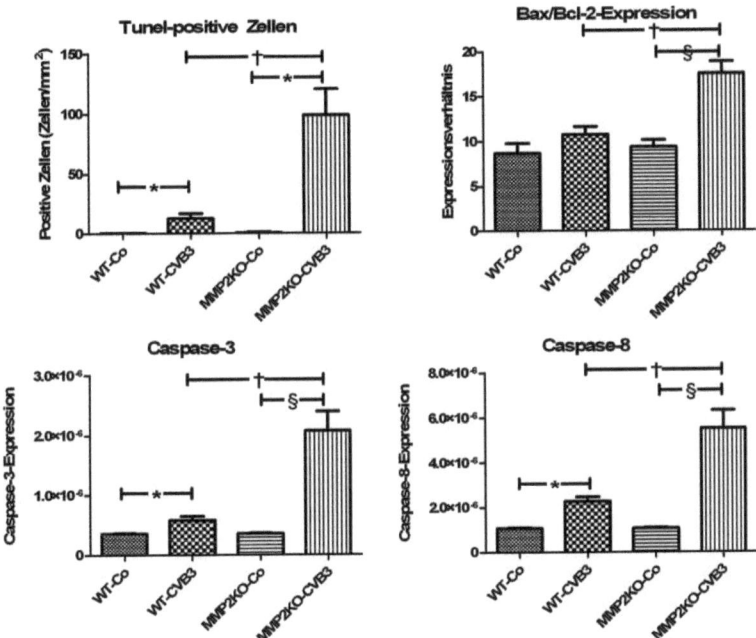

Abbildung 3.16: Bestimmung der Apoptoserate durch die Tunel-Methode, das Verhältnis Bax/Bcl-2 und die Expression von Kaspase-3 und -8: *, †, §$p < 0,05$, Daten als Mittelwert ± Standardfehler abgebildet.

3.7 Apoptose

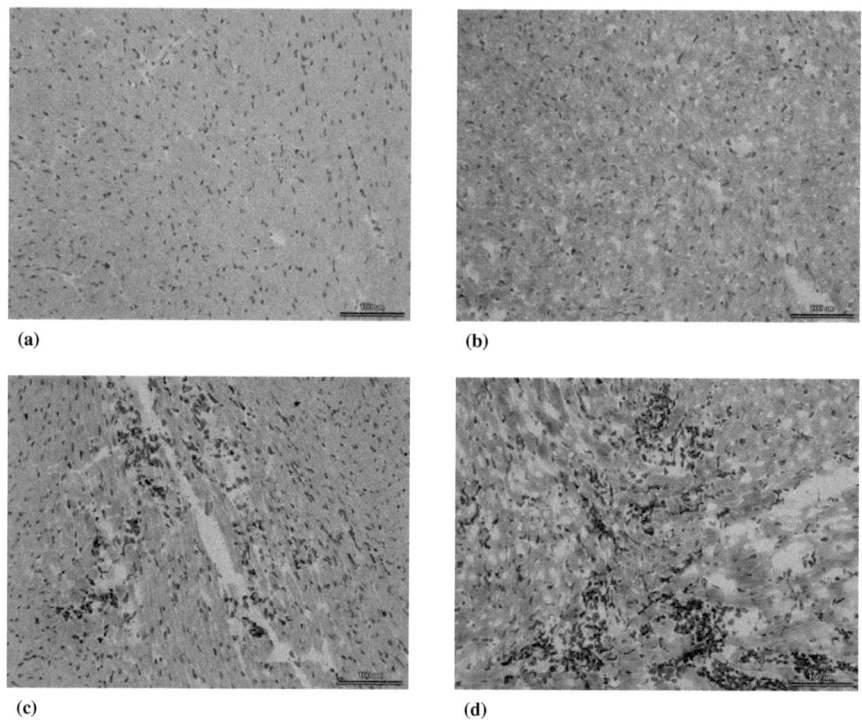

Abbildung 3.17: Apoptotische Zellen im Myokard: (a) WT-Co, (b) MMP2KO-Co, (c) WT-CVB3 und (d) MMP2KO-CVB3. *200×-Vergrößerung*.

3.8 Viruslast

Wir untersuchten mittels PCR die Anzahl der Viruskopien im Myokard, als Marker der Viruslast, um zu sehen was für einen Einfluss die MMP-2 auf die Virusreplikation hat. Diese war signifikant höher in den MMP2KO-CVB3 als in den WT-CVB3, Zeichen einer erhöhten Virusreplikation (Abb. 3.18).

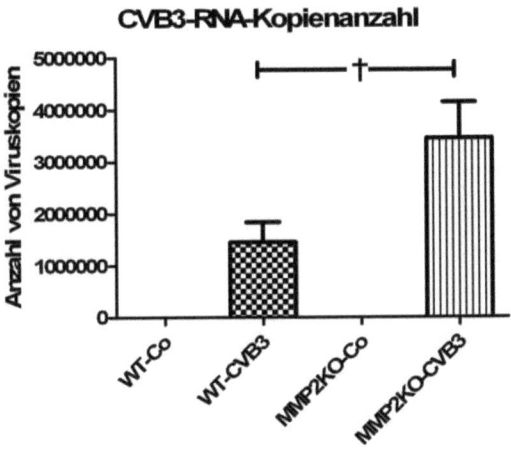

Abbildung 3.18: Vergleich der Virusreplikation im Myokard sieben Tage nach der Infektion: † $p < 0,05$, Daten als Mittelwert ± Standardfehler abgebildet.

4. Diskussion

Die MMPs, insbesondere die MMP-2, spielen eine wichtige Rolle in den verschiedenen Formen der Herzinsuffizienz [116]. Verschiedene Arbeitsgruppen haben einen Anstieg von MMP-2 in der ischämischen und dilatativen Kardiomyopathie, sowie bei der kardialen Hypertrophie beschrieben [107, 46, 117]. Bisher ist die Datenlage bezüglich der Funktion der MMPs in der viralen Myokarditis limitiert. Die Ergebnisse früherer Studien, die einen Anstieg der MMP-2 in der akuten Myokarditis zeigten, lassen vermuten, dass die MMP-2 eine mögliche Rolle in der viralen Myokarditis haben könnte [109].

Frühere Studien zeigten die Wirkung der CVB3-Infektion auf das Herz und seine Funktion: die CVB3-Myokarditis führt zu einer Verschlechterung der systolischen und diastolischen Herzfunktion [126], zu fibrotischen Veränderungen der kardialen EZM [109], sowie zur Induktion von Apoptose an den kardialen Zellen [110]. Es wurde der Einfluss der MMP-2 auf diese Parameter der CVB3-Myokarditis in MMP-2-"knockout" Mäusen untersucht. Ferner wurden die inflammatorische Antwort des Herzens auf die CVB3-Infektion, die kardiale Viruslast und die Mortalität beschrieben, um den genauen Mechanismus der MMP-2-Wirkung auf die virale Myokarditis durch CVB3 zu erfassen.

4.1 Kardiale Funktion

4.1.1 Hämodynamische Funktion unter Basalbedingungen

Unter Basalbedingungen zeigten die beiden Gruppen WT-Co und MMP-2-Co keine signifikanten Unterschiede, weder in der systolischen noch in der diastolischen Funktion. Unsere Beobachtungen stimmen mit der hämodynamischen Charakterisierung anderer Arbeitsgruppen überein, die ebenso keine Unterschiede bei $MMP-2^{-/-}$ Tieren im Vergleich zu $MMP-2^{+/+}$ feststellten [117, 57].

4.1.2 Hämodynamische Funktion während der akuten Myokarditis

Die globale Herzfunktion wurde durch die Herzfrequenz, die LV-Volumina, das Schlagvolumen, die Ejektionsfraktion und das Herzzeitvolumen charakterisiert. Die systolische Funktion wurde genauer durch den produzierenden maximalen und endsystolischen Druck und die maximale

Druckanstiegsgeschwindigkeit beschrieben. Die diastolische Funktion wurde anhand der maximalen Druckabfallsgeschwindigkeit, des Taus, des enddiastolischen und des minimalen LV-Druckes, sowie des enddiastolischen Volumens untersucht.

4.1.2.1 Globale Herzfunktion

Beide infizierte Gruppen zeigten eine reduzierte globale Herzfunktion im Vergleich zu den gesunden Tieren. Sowohl zwischen WT-Co und WT-CVB3 als auch zwischen MMP2KO-Co und MMP2KO-CVB3 war das *Herzzeitvolumen* und die *Herzfrequenz* in den infizierten Tieren reduziert. Zwischen WT-Co und WT-CVB3 wurde kein signifikanter Unterschied weder an den LV-Volumina (*LVESV*, *LVEDV* und *SV*) noch an der *EF* festgestellt. Gleiche Ergebnisse wurden in früheren Studien beobachtet: in der akuten Phase der CVB3-Myokarditis kommt es zu keiner Herzdilatation, so dass die *LV-Volumina* und die *EF* konstant bleiben [126]. Bei den MMP2KO-CVB3 wurde eine signifikant reduzierte globale Herzfunktion mit einer niedrigeren *Herzfrequenz* und einem geringeren *Herzzeitvolumen* im Vergleich zu den WT-CVB3 beobachtet. Die niedrigere Herzfrequenz sahen wir als Ausdruck der schwereren Myokarditis bei den MMP2KO-CVB3 verglichen mit den WT-CVB3. Diese Abhängigkeit der Herzfrequenz vom Schweregrad der Myokarditis wurde in früheren Studien ebenso gezeigt [126]. Die MMP2KO-CVB3 zeigten kleinere *LV-Volumina* und *SV* im Vergleich zu den anderen Gruppen. Die *EF* blieb allerdings durch die Reduktion sowohl von *LVESV* und *LEVDV* konstant in den MMP2KO-CVB3. Die geringeren LV-Volumina in den MMP2KO-CVB3 erklärten wir als Folge der reduzierten Flüssigkeitszufuhr aufgrund der höheren Morbidität.

4.1.2.2 Systolische Herzfunktion

Sowohl zwischen WT-Co und WT-CVB3 als auch zwischen MMP2KO-Co und MMP2KO-CVB3, wurde sieben Tage nach der Infektion eine signifikant reduzierte systolische Herzfunktion festgestellt. Der *maximale LV-Druck*, der *endsystolische LV-Druck* und die *maximale LV-Druckanstiegsgeschwindigkeit* waren signifikant niedriger in den infizierten Tieren im Vergleich zu den gesunden Tieren. Der LVP_{max} und die dP/dt_{max} sind die frühesten Parameter, welche die systolische Dysfunktion bei der Myokarditis zeigen [97].
In den MMP2KO-CVB3 Mäusen war die systolische Funktion zusätzlich schlechter im Vergleich zu den WT-CVB3 Tieren; LVP_{max}, *LVESP* und dP/dt_{max} waren in den MMP2KO-CVB3 reduziert im Vergleich zu den WT-CVB3. Das bedeutete eingeschränkte Kontraktilität, niedrigere

4.1 Kardiale Funktion

Druckverhältnisse im linken Ventrikel und somit niedrigeren systolischen arteriellen Druck in den MMP2KO-CVB3 im Vergleich zu den WT-CVB3.

4.1.2.3 Diastolische Herzfunktion

Der *LVEDP*, der *LVP$_{min}$*, der *Tau* und die *dP/dt$_{min}$* waren alle in den infizierten Tieren signifikant schlechter im Vergleich zu den gesunden Tieren. Die diastolische Dysfunktion gehört ebenso zu den frühesten Folgen der Virusinfektion auf die Herzfunktion [97].

Die untersuchten Parameter zeigten ebenso eine relativ schlechtere diastolische Dysfunktion bei den MMP2KO-CVB3 Tieren als bei den WT-CVB3: *dP/dt$_{min}$* war signifikant niedriger bei den MMP2KO-CVB3 Tieren als bei den WT-CVB3; der τ, der *LVEDP* und das *LVEDV* waren allerdings nicht signifikant unterschiedlich. Eine mögliche Erklärung für diese Beobachtung könnte die stärkere Gewichtsabnahme bei den MMP2KO-CVB3 sein. Die größere Flüssigkeitsreduktion könnte nämlich zu geringerem intravaskulärem Volumen und dadurch zu reduzierten Füllungsvolumina und -drucken im linken Ventrikel führen.

Für die gestörte Herzfunktion können verschiedene Faktoren verantwortlich sein:

- Die direkte Viruswirkung auf die Kardiomyozyten. Die Synthesemechanismen der Zelle werden ausgeschaltet, wichtige Zellproteine, wie das Dystrophin werden von den Virusproteasen abgebaut, die Zellenergie, die für die aktive Herzrelaxation notwendig ist, wird für die Virusreplikation verbraucht. Zuletzt kommt es zur Lyse von Kardiomyozyten, wodurch das Virus aus der Zelle freigesetzt wird und so benachbarte Zellen infiziert. Es kommt also zu einer Reduktion der Kardiomyozytenanzahl und zu einer gestörten Funktion der restlichen Zellen durch die Infektion. Die höhere Viruslast bei den MMP2KO-CVB3 Tieren könnte die schlechtere Herzfunktion erklären.

- Während der Entzündung kommt es zur Erhöhung der zirkulierenden inflammatorischen Mediatoren (Zytokine, Chemokine, Antikörper). Diese können ebenso zu einer Störung der systolischen und diastolischen Funktion führen. Vor allem TNF-α und IL-6 sind an der Pathophysiologie der akuten Herzinsuffizienz beteiligt [10]; ihre Expression war in den infizierten Mäusen und insbesondere in den MMP2KO-CVB3 Tieren signifikant erhöht im Vergleich zu den WT-CVB3 Tieren.

- Eine bedeutende Rolle in der diastolischen Dysfunktion spielt die Steifigkeit des Herzens, die direkt vom Kollagengehalt und -qualität des Herzmuskels abhängig ist [95]. In den infizierten Tieren wurde zwar keine signifikante Myokardfibrose im Vergleich zu den gesunden Tieren festegestellt, es gab aber eine signifikante Erhöhung des Kollagen I/Kollagen III-Verhältnisses (s. 4.2). Kollagen I zeigt eine geringere Elastizität als Kollagen III und kann daher zu einer Relaxationsstörung des Herzens führen, wenn seine Konzentration im Herzen ansteigt [130].

4.2 Kardiales "Remodelling"

Die beiden infizierten Gruppen zeigten eine Erhöhung des Herzgewicht/Körpergewicht-Verhältnisses. Dies ist eine bekannte Veränderung im experimentellen Modell der viralen Myokarditis [97]. Charakteristisch ist aber, dass bei den infizierten MMP2KO-CVB3 Tieren geringere LV-Volumina bei fehlender Veränderung des Herzgewichtes beobachtet wurden. Dies könnte am ehesten auf die stärkere Gewichtsabnahme und möglicherweise auf den daraus resultierenden Flüssigkeitsmangel zurückgeführt werden. Eine Herzdilatation wurde in dieser Phase, wie bereits in früheren Studien [106], nicht beobachtet.

Ähnlich zu früheren Studien [47, 79], blieb der Gesamtkollagengehalt des Herzmuskels in unserer Studie stabil. Es kam allerdings durch den reaktiven Anstieg des Kollagens I im Vergleich zu Kollagen III zu einer Myokardfibrose. Die Myokardfibrose im Rahmen einer Entzündung ist Teil des normalen Heilungsprozesses [38]. Kollagen wird von den kardialen Fibroblasten als Antwort auf verschiedene Zytokine wie das TNF-α, IL-1β und TGF-β produziert [109]. Die Expression dieser und anderer Zytokine war in unserer Studie in allen infizierten und insbesondere in den MMP2KO-CVB3 Tieren erhöht im Vergleich zu den gesunden Tieren.

Auffallend ist, dass immunhistochemisch zwischen den beiden infizierten Gruppen kein signifikanter Unterschied zu erkennen war, weder im gesamten Kollagengehalt noch in der Kollagen Typ I und III-Menge. Das ist interessant, weil die Gen-Expression beider Kollagentypen in den MMP2KO-CVB3 Tieren signifikant gesteigert war. Dies kann für einen entsprechend vermehrten Abbau von Kollagen I und III in den KO Tieren sprechen, der diese Diskrepanz zwischen mRNA- und Protein-Ebene erklären könnte. MMP-2 ist eine Proteinase, die denaturiertes Kollagen abbaut [100]; Mangel an MMP-2 würde theoretisch zur stärkeren Fibrose führen. Eine mögliche Ursache für den vermehrten Abbau von Kollagen wäre die stärkere Infiltration des Herzmuskels durch die inflammatorischen Zellen: die Einwanderung benötigt das "Remodelling" des Gewebes mit Abbau von Kollagen. Diese Erklärung wird durch die beobachtete erhöhte Expression anderer Metalloproteinasen wie MMP-7 und -13 unterstützt (Tab. 3.2), die Kollagenfasern degradieren. Die gleichen

Ergebnisse wurden in einem experimentellen Modell TNF-α-induzierter Kardiomyopathie gezeigt, welches Ähnlichkeiten zur viralen Myokarditis hat: in MMP-2 "knockout" Tieren wurde, trotz der starken Inflammation, keine signifikant verstärkte Kollagenablagerung beobachtet [89].

Eine weitere mögliche Erklärung für die fehlende Fibrose ist der frühe Zeitpunkt unserer Untersuchung. In der chronischen Phase der Myokarditis entwickelt sich im Herzen eine vermehrte Fibrose, die meistens ca. 28 Tage nach Beginn der Infektion zu erkennen ist [30]. Das bedeutet, dass zu diesem Zeitpunkt die Ausheilungsprozesse des Herzens mittels Kollagenablagerung noch nicht abgeschlossen sind, und dass sie erst nach der Eliminierung des Virus aktiviert werden. Zu einem späteren Zeitpunkt könnten wir vielleicht auch signifikante Unterschiede zwischen den beiden infizierten Gruppen beobachten, da theoretisch in den MMP2KO-CVB3 der starke Gewebeschaden und die Inflammation zur stärkeren Fibrose führen sollten.

4.3 Inflammation

4.3.1 Zellinfiltration

Alle infizierten Tiere zeigten eine verstärkte Immunreaktion mit erhöhter Einwanderung von inflammatorischen Zellen in den Herzmuskel; diese Reaktion war in den MMP2KO-CVB3 Tieren ausgeprägter im Vergleich zu den WT-CVB3. Dies konnte immunhistochemisch durch den Nachweis signifikant höherer Konzentrationen von Makrophagen (hauptsächlich $CD68^+$ und $CD11b^+$), T-Zellen ($CD3^+$) insbesondere zytotoxischen T-Zellen ($CD8a^+$), aktivierten B-Zellen ($CD80^+$) in den MMP2KO-CVB3 im Vergleich zu den WT-CVB3 festgestellt werden.

Trotz der gesteigerten Zellmigration in das Myokard der MMP2KO-CVB3 konnte allerdings das Coxsackievirus nicht eliminiert werden, wie es an der signifikant höheren Viruslast zu erkennen war (s. 4.5). Ferner war die Herzgewebezerstörung in den MMP2KO-CVB3 Tieren größer als in den WT-CVB3 Tieren, wie es an der reduzierten hämodynamischen Funktion bei den MMP2KO-CVB3 festgestellt wurde. Dies weist auf einen Einfluss der MMP-2 auf das Immunsystem hin, das die Virusinfektion nicht beherrschen und einschränken konnte.

Auch in mehreren anderen experimentellen Studien wurde gezeigt, dass im Fall der CVB3-Myokarditis die überschießende Migration von inflammatorischen Zellen zu einem erhöhten Herzgewebeschaden führt (s. 1.2.2.2). Opavsky et al. zeigten die potenziell negative Wirkung von $CD4^+$- und $CD8^+$-Zellen in der CVB3-Myokarditis [99]. Die verstärkte Immunzellmigration ins Myokard der MMP2KO-CVB3 könnte daher der entscheidende Mediator der CVB3-induzierten

Kardiomyopathie sein und so den schweren Verlauf der Myokarditis bei den MMP2KO-CVB3 Tieren erklären.

Andere Arbeitsgruppen haben bisher in unterschiedlichen infektiösen und autoimmuninduzierten experimentellen Modellen ähnliche Ergebnisse gezeigt. MMP-2 zeigt einen protektiven Effekt bei der allergischen Entzündung der Lunge [22], der Antikörper-induzierten Arthritis [58], der Autoimmun-Encephalomyelitis [31], der experimentellen Kolitis [40] und der Zytokin-induzierten Kardiomyopathie [89]. Gemeinsames Merkmal dieser inhomogenen Gruppe von Erkrankungen ist der Mechanismus, der zur Gewebezerstörung führt: Das Immunsystem, hauptsächlich durch seine Effektorzellen, trägt signifikant zum Gewebeschaden bei.

4.3.1.1 Direkte Wirkung der MMP-2 auf die Immunzellmigration und die EZM

Wir versuchten eine Erklärung für die unterschiedlich starke Einwanderung der Immunzellen zwischen den beiden infizierten Mausstämmen in der direkten Wirkung der MMP-2 auf die Migration der Zellen zu finden.

Hauptsächlich MMP-2 und MMP-9, aber auch andere MMPs, sind an der transendothelialen Migration der inflammatorischen Zellen am Ort der Entzündung beteiligt [44]. Diese Enzyme werden von den Leukozyten, den Makrophagen und den Endothelzellen ausgeschüttet und spalten die Basalmembran und ihre Faktoren, wie das Laminin, das Fibronektin, das Heparansulfat u.a., so dass die verschiedenen Zellen einwandern können [101]. Pharmakologische Blockierung der MMPs führt zu einer verzögerten Migration von Leukozyten in experimentellen Studien [33]. Eine mögliche Erklärung für die beschriebene Wirkung von MMP-2 in der Myokarditis durch CVB3 könnte also eine verminderte Zelleinwanderung sein; im Gegensatz hierzu konnte immunhistochemisch eine vielfach höhere Zellinfiltration gezeigt werden. Eine reduzierte Migration, zumindest am siebten Tag nach der Infektion, scheint nicht die Ursache für den schweren Verlauf der Krankheit in den MMP2KO-CVB3 zu sein.

Interessant wäre es, den Inflammationsprozess zu einem früheren Zeitpunkt zu untersuchen. Eine zweite mögliche Erklärung wäre nämlich, dass die Einwanderung der inflammatorischen Zellen nur in den frühen Stadien (in den ersten 7 Tagen) verzögert wird, wo eine starke Immunantwort für die Viruseliminierung notwendig ist. Das Virus könnte sich in einem solchen Fall ohne die Immunreaktion im Herzen frei replizieren. Erst später (am 7. Tag) würde es durch die vermehrte Gewebezerstörung zu einer gesteigerten Immunzellinfiltration kommen. In unserer Studie erschien uns diese Erklärung eher unwahrscheinlich: das Coxsackievirus verwendet die zirkulierenden Immunzellen, um seine Zielorgane zu erreichen [83]; eine verzögerte Einwanderung von Immunzellen ins Herz würde daher zu einer verzögerten Virusausbreitung führen. Letztere würde sich durch eine niedrigere Viruslast manifestieren, welche allerdings in unserer Arbeit nicht festgestellt wurde (s. 3.8).

Esparza et. al. haben in ihrer experimentellen Arbeit über die autoimmune Enzephalomyelitis einen reaktiven Anstieg von MMP-9 als möglichen Mechanismus für den schweren Krankheitsverlauf bei MMP-2 "knockout" Tieren beschrieben [31]. Dort wurde eine starke Transmigration der Autoimmun-T-Zellen beobachtet, die durch eine höhere MMP-9-Expression ermöglicht wurde. In unserer Studie konnte im Herzen keine signifikante Erhöhung der MMP-9-Expression in den MMP2KO-CVB3 im Vergleich zu den WT-CVB3 festgestellt werden. Die starke Einwanderung der Immunzellen kann daher nicht allein durch die Wirkung von MMP-9 in der CVB3 Myokarditis erklärt werden.

In einer anderen experimentellen Studie zeigten Monaco et. al einen negativen Einfluss von MMP-2 auf die Migration von Neutrophilen *in vitro*. Eine mögliche Ursache könnten die niedrigmolekularen Abbauprodukte von Typ IV Kollagen-Fasern sein, die durch den Abbau der Basalmembran durch die MMP-2 produziert werden [94]. Die MMP-2-Defizienz könnte eine erhöhte Migrationsrate ermöglichen, wie es in unserer Studie der Fall war.

4.3.2 Adhäsionsmoleküle: VCAM und ICAM

Im Herzen der MMP2KO-CVB3 Tiere wurde eine erhöhte Expression der Adhäsionsmoleküle VCAM-1 und ICAM-1 im Vergleich zu den WT-CVB3 beobachtet. Die Expression dieser beiden Adhäsionsmoleküle während der CVB3-Myokarditis wird durch die Signale der TLRs und die Wirkung von Zytokinen wie das IL-1β, IL-4 und TNF-α induziert [125]. In einem experimentellen Modell von Myosin-induzierter Myokarditis war die Expression von VCAM und ICAM für die Migration der autoreaktiven T-Zellen ins Myokard notwendig [108]. Diese Beobachtung, dass die beiden Adhäsionsmoleküle für die Transmigration der Immunzellen wichtig sind, zeigt in Kombination mit ihrer signifikant erhöhten Expression in den MMP2KO-CVB3 im Vergleich zu den WT-CVB3, dass der entscheidende Mediator der Zellinfiltration am ehesten höher in der Inflammationskaskade liegt, nämlich auf der Ebene der Zytokine und Chemokine.

4.3.3 Zytokine und Chemokine

In der akuten Phase der Myokarditis sind im Myokard verschiedene Zytokine, insbesondere die IL-1α, IL-1β, IL-6, IL-18, TNF-α und die Interferone -α, -β und -γ erhöht [30]. Diese Zytokine induzieren die Expression von VCAM und ICAM auf der Zelloberfläche der Endothelzelle, sowie der Immunzellen und locken Zellen des Immunsystems an den Ort der Inflammation (s. ??). Auf der lokalen Ebene werden ferner Chemokine, wie MCP-1, MIPs-1 und -2, SDF-1 u.a., hochreguliert (s. 1.2.2.1). Diese Chemokine kontrollieren die chemotaktische Bewegung der benachbarten Immunzellen und induzieren die Immunreaktion [59, 20].

In unserer Studie konnten wir diese Beobachtungen bestätigen: die mRNA-Konzentrationen von IL-1, -6, -18, TNF-α und Interferonen im Herzen waren in den beiden infizierten Gruppen signifikant erhöht; interessanterweise war aber ihre Expression signifikant stärker in den MMP2KO-CVB3 Tieren als in den WT-CVB3.

Eine gesteigerte Expression verschiedener Chemokine konnte in beiden infizierten Gruppen festgestellt werden, darunter von CX_3CL1 (Fractalkine), CCL2 (MCP-1), CCL8 (MCP-2) und CCL7 (MCP-3). Die Expression dieser Chemokine war in den MMP2KO-CVB3 signifikant höher als in den WT-CVB3 Tieren.

Die erhöhte Expression von Zytokinen und Chemokinen im Herzen der MMP2KO-CVB3 Tiere verglichen mit den WT-CVB3 könnte der entscheidende Faktor für die gesteigerte Zellmigration sein.

4.3.3.1 Wirkung der MMP-2 auf die Zytokine

Die MMPs sind Proteasen, die nicht nur Kollagenfasern sondern auch diverse andere Proteine abbauen können. Eine wichtige Funktion der MMPs und damit auch der MMP-2 ist daher die Regulation und Modulation der Immunreaktion durch die Veränderung der Konzentration und Aktivität der Zytokine und Chemokine [85]. Insbesondere MMP-2 ist unter anderem am Abbau von IL-1β [56], CCL7 (MCP-3) [92], SDF-1 ("Stromal cell-Derived Factor-1", CXCL12) [90] und CX_3CL1 [23] beteiligt.

Die Expression von IL-1β und TNF-α war in den MMP2KO-CVB3 Tieren signifikant höher im Vergleich zu den WT-CVB3. IL-1β ist eins der wichtigsten Zytokine, welches von den Monozyten und Makrophagen exprimiert wird und eine starke chemotaktische Wirkung auf die einwandernden Immunzellen ausübt [2]. TNF-α ist ein anderes Zytokin mit potenziell schädlichem Einfluss auf die CVB3-Myokarditis. Gabe von IL-1β und TNF-α während der experimentellen CVB3-Myokarditis erhöht die Anzahl der Immunzellen im Herzen und induziert einen schwereren Verlauf [74]. Beide Zytokine zeigen ferner eine direkte kardiodepressive Wirkung und können eine Myokardfibrose induzieren, welche das kardiale-"Remodelling" negativ beeinflusst [20].

Die MMP-2 kann auch das IL-1β abbauen; daher könnte seine Konzentration in den MMP2KO-CVB3 durch seine geringere Deaktivierung höher als in den WT-CVB3 sein. Die MMP-2 hat keine bekannte direkte Wirkung auf das TNF-α. Wir stellten allerdings einen reaktiven Anstieg der Expression anderer Matrix Metalloproteinasen in den MMP2KO-CVB3 fest. Unter denen zeigten MMP-7 und -12 eine signifikant höhere Expression im Myokard. Diese beiden Metalloproteinasen spielen durch ihre Wirkung auf verschiedene Zytokine und Chemokine auch eine immunmodulatorische Rolle. Ihre Funktion liegt allerdings in der Aktivierung von latentem TNF-α, wie *in vitro* Studien an isolierten Makrophagen feststellten [16, 45].

Der geringere Abbau des IL-1β und die erhöhte Aktivierung des TNF-α in den MMP2KO-CVB3 als in den WT-CVB3 könnte zu höheren Konzentrationen der beiden Zytokine und somit zur Potenzierung ihrer chemotaktischen Aktivität und zur gesteigerten Migration von Immunzellen führen.

4.3.3.2 Wirkung der MMP-2 auf die Chemokine

MCP-3 und CX_3CL1 sind Chemokine mit starker chemotaktischer Wirkung. Die enzymatische Spaltung von MCP-3 durch die MMP-2 (Abb. 4.1) führt zur Produktion eines kleineren Proteins, welches antagonistische Wirkung gegen MCP-3 für den CC-Chemokinrezeptor ausübt und die Inflammation inhibiert [91]. Die MMP-2 baut ebenso CX_3CL1 ab [23]. Die erhöhte Produktion dieser potenten Moleküle im Herzen könnte in Kombination mit der fehlenden regulatorischen Rolle der MMP-2 in den MMP2KO-CVB3 zu signifikant höheren Konzentrationen führen und somit die starke Migration von Immunzellen in diesen Tieren erklären.

Ähnliche Ergebnisse haben Matsusaka et al. in ihrer experimentellen Arbeit über die zytokininduzierte Kardiomyopathie gezeigt [89]. Die Autoren haben ein inflammatorisches Mausmodell von TNF-α-Überexpression im Herzen benutzt und es mit MMP-2 "knockout" Mäusen kombiniert. Sie stellten eine Exazerbation der Inflammation, eine Verschlechterung der Herzfunktion und eine erhöhte Mortalität bei den MMP-2 "knockout" Tieren fest. Das Modell der TNF-α-Überexpression hat einige Ähnlichkeiten zum Modell der CVB3-induzierten Myokarditis, da in der Pathophysiologie beider Krankheitsbilder die Zytokinexpression eine entscheidende Rolle spielt [74]. Auch in unserer Studie waren bei den MMP2KO-CVB3 Tieren das TNF-α und das IL-1β hochreguliert im Vergleich zu den WT-CVB3.

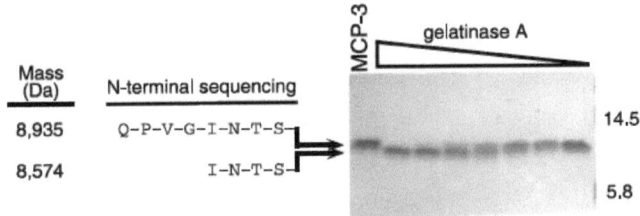

Abbildung 4.1: Abbau von MCP-3 durch MMP-2 in vitro. MCP-3 wurde mit absteigenden Konzentrationen von MMP-2 inkubiert. Eine zweite gespaltete Form, kleiner als das originale Protein wurde mittels Spray-Massenspektroskopie erkannt. Abbildung nach *McQuibban et al.* [91]

Diese potentielle Erklärung wird durch die Beobachtungen von Cheung et. al unterstützt [12]. Die Autoren stellten in MMP-9$^{-/-}$ Mäusen, bei denen eine Myokarditis durch CVB3 induziert wurde, ähnliche Ergebnisse zu unseren Beobachtungen fest. Die MMP-9 "knockout" Tiere zeigten ebenso eine höhere Mortalität zu den infizierten Tieren des Wildtypes. MMP-2 und -9 sind beide Gelatinasen mit ähnlicher Wirkung, vielen gemeinsamen Substraten und wichtiger Funktion in vielen kardiovaskulären Erkrankungen [85, 100, 117]. Als mögliche Ursache für die schwere Myokarditis sahen Cheung et. al die Hochregulation von Chemokinen und Zytokinen, die somit zu einer ausgeprägten inflammatorischen Reaktion im Herzen führten.

4.4 Apoptose

Die Induktion der Apoptose ist das letzte Stadium in der CVB3-Infektion, bevor das Virus aus der Zelle freigesetzt wird und erneut andere Zellen infiziert. Frühere Studien haben eine vermehrte Apoptose von Kardiomyozyten während der CVB3-Myokarditis gezeigt, die aber stark von der Inflammation und vom Mausstamm abhängig ist. Die Induktion der Apoptose scheint mit der Intensität der Virusreplikation in den Kardiomyozyten verbunden zu sein [110].

In unserer Studie konnten wir mit Hilfe der TUNEL-Methode und der Bestimmung der Expression der Caspasen-3- und -8, sowie der Proteine Bax und Bcl-2 eine erhöhte Apoptoserate in beiden infizierten Gruppen feststellen (s. 3.7). Die Apoptoserate in den MMP2KO-CVB3 Tieren war signifikant höher als in den WT-CVB3 Tieren. Dies kann zum einen durch die erhebliche Viruspersistenz im Herzen, zum anderen durch die stärkere Inflammation erklärt werden. Leukozyten können

Apoptose induzieren [123, 53]. Ferner führen apoptotische Zellen und proapoptotische Proteine zur Zytokinproduktion, welche eine stärkere Inflammation auslösen. Man kann sogar vermuten, dass es in den MMP2KO-CVB3 Tieren, wo die inflammatorische Reaktion besonders ausgeprägt war, zu einem Circulus vitiosus kam. Die Virusreplikation führte zur erhöhten Apoptose sowohl der Kardiomyozyten als auch der inflammatorischen Zellen, die ins Herz eingewandert waren. Dadurch wurden mehr Viren freigesetzt, die weitere Zellen im Herzen infizieren konnten. Als Folge stieg die Expression von Zytokinen und Chemokinen an, welche wiederum das Einwandern von Immunzellen steigerten. Viele der Immunzellen waren infiziert und führten zur Erhöhung der gesamten Viruslast im Myokard (s. auch 4.5) und damit zur weiteren Apoptose und Infektion der kardialen Zellen.

4.5 Viruslast

Eine relativ überraschende Beobachtung in unserer Studie war die signifikant höhere Viruslast in den MMP2KO-CVB3 Tieren im Vergleich zu den WT-CVB3. Man würde erwarten, dass das Virus durch die starke Immunreaktion effektiver eliminiert werden könnte.

Das Coxsackievirus hat aber die Eigenschaft nicht nur Kardiomyozyten, sondern auch Zellen des Immunsystems infizieren zu können; das stellt sogar einen der Hauptwege dar, worüber das Virus seine Zielorgane erreicht [83, 64]. Eine mögliche Erklärung für die beobachtete Viruslast könnte die starke Infiltration des Myokards mit infizierten Immunzellen sein. Frühere Studien konnten mit Hilfe der *in situ Hybridisierung* zeigen, dass CVB3 sich in $CD4^+$-T-Zellen, Mac-1^+-Makrophagen und B-Zellen repliziert [70]. Die Depletion von Mac-1^+-Makrophagen führte ebenfalls zur besseren Prognose und niedrigeren Viruslast in einem ähnlichen experimentellen Modell mit Enzephalomyokarditis-Virus (EMCV gehört auch zu den Picornaviren und verursacht Myokarditis im murinen Modell) [49]. Die Erkennung von aktivierten infizierten B-Zellen im Herzen kann zur Viruspersistenz beitragen [69]. Eine erhöhte Transmigration von Mac-1^+-Makrophagen ($CD11b^+$-Zellen) und B-Zellen ($CD80^+$-Zellen) in den MMP2KO-CVB3 verglichen mit den WT-CVB3 wurde festgestellt. Diese Erkenntnisse unterstützen hiermit die Hypothese, dass die Immunzellen im Myokard der MMP2KO-CVB3 Tieren zur Viruspersistenz beitragen und als wichtiges nicht-kardiales Virusreservoir dienen könnten [64].

4.6 Morbidität und Mortalität

Die MMP2KO-CVB3 Tiere zeigten eine signifikant höhere Morbitität und Mortalität im Vergleich zu den WT-CVB3 Tieren. Klinisch manifestierten die MMP2KO-CVB3 Tiere eine signifikant stärkere Gewichtsabnahme. Die Nahrungs- und Flüssigkeitszufuhr war bei diesen Tieren reduziert. Alle MMP2KO-CVB3 Tiere starben 11 Tage nach der Infektion an den Folgen der akuten Herzinsuffizienz, während die Mortalität der WT-CVB3 ungefähr bei 20% blieb. Der C57Bl6-Stamm ist ein relativ resistenter Stamm gegenüber der akuten CVB3-Myokarditis. Frühere Studien zeigten eine gleiche Mortalität wie in unserer Arbeit, während meistens 14 Tage nach der Infektion das Virus nicht mehr im Myokard zu detektieren war [15]. Andere Arbeitsgruppen konnten ebenso eine protektive Rolle von MMP-2 an verschiedenen inflammatorischen Krankheitsbildern wie die experimentelle Kolitis, die Antikörper-induzierte Arthritis, die autoimmune Enzephalomyelitis und die Zytokin-induzierte Kardiomyopathie zeigen [31, 58, 40, 89]. Diese Beobachtungen zeigen die Relevanz der MMP-2 für die Modulation der inflammatorischen Reaktion. Sie konnten aber außerdem die Rolle der Inflammation in der inflammatorischen Kardiomyopathie zeigen: eine überschießende Immunreaktion kann derartige schädliche Folgen für den Organismus haben.

4.7 Vergleich zur Rolle der MMP-2 in anderen Herzerkrankungen

Studien aus dem kardiologischen Bereich zeigen, dass die MMP-2 eine adverse Funktion haben kann, wie z. B. beim Herzinfarkt; MMP-2 "knockout" Mäuse zeigen hauptsächlich durch Inhibition der LV-Ruptur und der LV-Dysfunktion eine höhere Überlebensrate [46]. In dieser Studie beobachteten die Autoren in den MMP-2 "knockout" Mäusen eine geringere Einwanderung von Phagozyten und einen langsameren Abbau von nekrotischen Kardiomyozyten [55]. Im Gegensatz zu unseren Ergebnissen scheint die Einwanderung von Immunzellen bei den MMP2 "knockout" Tieren beim Myokardinfarkt weniger ausgeprägt zu sein als in der Myokarditis. In der Druckinduzierten kardialen Hypertrophie zeigt die Inhibition von MMP-2 ebenso einen positiven Effekt auf das kardiale "Remodelling" [88]. MMP-2 übt scheinbar zweiseitige Auswirkungen an die Entwicklung der Herzerkrankungen aus. Mögliche Erklärungen für diese unterschiedlichen Wirkungen der MMP-2 zwischen CVB3-Myokarditis und anderer Herzerkrankungen könnten folgende sein:

1. Es handelt sich potenziell um eine unterschiedliche Art von EZM-"Remodelling": Beim Myokardinfarkt spielt der Abbau vom Kollagen eine wichtigere Rolle als die Immunzellinfiltration in der akuten Phase; in experimentellen Studien von Myokardinfarkt an MMP-

2 "knockout" Mäusen, zeigen sie geringere LV-Rupturrate [122]. Beim Myokardinfarkt scheint die Ursache der ungünstigen Prognose der Verlust des Kollagennetzes in der Infarktzone zu sein [55]. Bei der akuten Myokarditis spielt der Gesamtkollagengehalt, zumindest in der akuten Phase, eine sekundäre Rolle. Viel wichtiger ist die Wirkung des Immunsystems für das Überleben, wie wir in unserer Studie zeigen konnten.

2. Möglicherweise zeigen die Chemokine und Zytokine bei den anderen Herzerkrankungen ein unterschiedliches Expressionsprofil, oder die gleichen Chemokine und Zytokine spielen unterschiedliche Rollen. Als Beispiel wirken SDF-1 und MCP-3 protektiv beim Myokardinfarkt: MCP-3 rekrutiert mehr mesenchymale Stamzellen aus der Blutbahn in das Herz, welche wiederum eine positive Wirkung auf den "Remodelling"-Prozess ausüben [113]. SDF-1 schützt das Herz vor dem hypoxischen Schaden während des Myokardinfarkts [112].

4.8 Hypothetischer Mechanismus

Die verstärkte Immunreaktion mit der erhöhten Immunzellinfiltration im Myokard der MMP2KO-CVB3 Tiere scheint die Erklärung für den schwereren Verlauf der Myokarditis im Vergleich zu den WT-CVB3 Tieren zu sein.

Die direkte Wirkung der MMP-2 auf die Transmigration der Immunzellen und das EZM-"Remodelling" gibt allerdings keine adequate Erklärung für die erhöhte Zellinfiltration an. Die MMP-2 übt mit ihren Proteaseneigenschaften eine direkte regulatorische Funktion auf die Konzentration von Chemokinen und Zytokinen durch ihren Abbau aus [75]. Von den unterschiedlichen chemotaktischen Molekülen, die in unserer Studie auf der mRNA-Ebene hochreguliert waren, sind die Zytokine IL-1β und TNF-α und die Chemokine MCP-3, CX_3CL1 und SDF-1 die, welche von der MMP-2 direkt abgebaut werden. Durch ihre geringere Inaktivierung in den MMP2KO-CVB3 Tieren verglichen mit den WT-CVB3 kam es am ehesten zu einer Störung des Gleichgewichts zwischen pro- und antiinflammatorischen Faktoren in den MMP2KO-CVB3. Dies führte zu einer gesteigerten Expression von Adhäsionsmolekülen und zur erhöhten Transmigration von Immunzellen ins Myokard der MMP2KO-CVB3 und dadurch zu einer noch stärkeren Expression von proinflammatorischen Molekülen. Die potenziell schädliche Wirkung des Immunsystems in der CVB3-Myokarditis konnte in mehreren Studien festgestellt werden [4]. Die höhere Migration von Makrophagen, zytotoxischen T-Zellen und B-Zellen führte sowohl zum starken Gewebezerfall als auch zur erhöhten Apoptose der Kardiomyozyten und der Immunzellen. Dadurch wurde mehr Virus freigesetzt, welches weitere Zellen infizieren konnte und somit den Circulus vitiosus in den MMP2KO-CVB3 aufrecht erhalten und potenzieren konnte. Sowohl die direkte Viruswirkung als auch die Wirkung des Immunsystems durch die Immunzellen, die Zytokine und die Chemokine auf das Myokard der MMP2KO-CVB3, manifestierten sich klinisch durch die reduzierte hämodynamische Herzfunktion und anschließend durch die erhöhte Mortalität und Morbidität.

4.9 Methodenkritik

Um die Wirkung der MMP-2 auf die experimentelle CVB3-induzierte Myokarditis zu untersuchen verwendeten wir "knockout" Mäuse, bei denen das Gen der MMP-2 deletiert war. Mäuse werden als experimentelle Modelle für viele Krankheiten angewendet. Das liegt an den geringen Kosten, ihrer Größe, die ihre Haltung und Behandlung leichter macht und vor allem an der Möglichkeit zur Erstellung von transgenen Mäusen. Durch die Erzeugung von transgenen Mäusen wurde es ermöglicht, viele humane Krankheiten zu reproduzieren und die Rolle von bestimmten Faktoren auf diese Erkrankungen zu untersuchen.

Die Herz- und Kreislaufphysiologie der Mäuse zeigt zwar viele Ähnlichkeiten zu der des Menschen, weist aber auch Unterschiede auf [65]; die hohe Herzfrequenz von ca. 400-600 Schlägen pro Minute bei Mäusen ist nur ein Beispiel dafür. Trotzdem können wichtige Rückschlüsse auf die humane Physiologie und Pathologie gezogen werden. Spezien, die der Physiologie des Menschen näher stehen, wie Schweine und Hunde, können nur schwer genetisch manipuliert werden.

Eine Einschränkung der transgenen Mäuse liegt darin, dass die Ausschaltung eines Genes direkte und indirekte Folgen auf den Phänotyp des Tieres unter Basalbedingungen haben kann. Die Matrix-Metalloproteinasen sind für die Entwicklung des Organismus wichtige Proteasen, deren Funktionen sich aber überlappen können [39]. Die MMP-2 "knockout" Mäuse, die in dieser Studie angewendet wurden, zeigen unter Basalbedingungen ein kleineres Körpergewicht, haben aber keinen unterschiedlichen kardialen Phänotyp unter Ruhebedingungen [117, 57], so dass sie ein gutes Modell für kardiovaskuläre Erkrankungen sind. In unserer hämodynamischen Evaluierung der Herzfunktion mittels Konduktanzkatheters konnten wir ebenso keine Unterschiede feststellen (Tab. 3.1).

In den letzten 10 Jahren wurden auch transgene Tiere mit einer "Schalter-Sequenz" im untersuchten Gen hergestellt, so dass es unter Tetrazyklin-Gabe (z.B. Doxyzyklin) zu einer induzierbaren Genausschaltung kommt. Solche transgene Tiere wären natürlich für die experimentelle Untersuchung von Krankheiten optimal; Tetrazyklin-Antibiotika sind aber unspezifische Inhibitoren der

4.9 Methodenkritik

Matrix Metalloproteinasen [50]. Ihre Gabe würde möglicherweise den Verlauf der experimentellen Myokarditis beeinflussen, so dass wir solche transgene Mäuse nicht benutzen konnten.

Die hämodynamische Untersuchung der Herzfunktion mittels Konduktanzkatheters hat sich als eine genaue und mit anderen vergleichbare Methode, wie die Echokardiographie, erwiesen [34]. Die besonderen Vorteile des Konduktanzkatheters liegen aber darin, Druck und Volumen im Herzen und somit Druck-Volumen-Kurven, gleichzeitig aufzuzeichnen und Vor- und Nachlastunabhängige Daten zu bekommen (s. auch 2.4.1). Für die Anwendung der Methode müssen allerdings die Tiere narkotisiert werden. Die meisten Betäubungsmittel, darunter auch Thiopental, zeigen einen kardiodepressiven Effekt, welcher sogar vom Mausstamm und Geschlecht abhängig ist [60]. Es wurde deswegen besonderer Wert darauf gelegt, ein optimales Gleichgewicht zwischen unzureichender Narkose und wenig ausgeprägter Kardiodepression zu erreichen. Protokolle für die Anwendung des Konduktanzkatheters an wachen Mäusen wurden beschrieben; sie sind aber bisher nicht ausreichend etabliert und zeigen mehrere Einschränkungen [61]. Eine weitere Einschränkung ist die Injektion von 10%igem Kochsalz in die V. jugularis zur Bestimmung der Parallelkonduktanz. Die Methode geht davon aus, dass diese Injektion keine Wirkung auf die hämodynamische Funktion hat; sowohl das Volumen, als auch die Hypertonizität des Kochsalzes können alllerdings die Herzfunktion beeinflussen [97].

Verschiedene Einschränkungen gelten auch für die molekularbiologischen Methoden. Die TUNEL-Methode ist relativ spezifisch für die Bestimmung der Apoptoserate, kann aber in einigen Fällen auch nekrotische Zellen falsch erkennen, deren DNA die gleichen Veränderungen zeigen wie die apoptotischen Zellen [131].

In der vorliegenden Studie untersuchten wir die Gen-Expression von verschiedenen Proteinen mittels RT-PCR. Die mRNA-Konzentrationen, die durch die RT-PCR bestimmt werden, geben Hinweise für die Mengen der entsprechenden Proteine im Gewebe. Die Konzentration der Proteine kann allerdings durch ihre Modifikation oder ihren Abbau variieren, so dass die eigentliche Proteinmengen nicht immer mit den mRNA-Mengen übereinstimmen. Trotzdem gibt die Untersuchung der Gen-Expressionen wichtige Informationen über die regulatorischen Mechanismen in der Zelle und im Gewebe.

5. Zusammenfassung

In der vorliegenden Studie konnte erstmals die adverse Auswirkung der Matrix-Metalloproteinase-2 auf die Coxsackievirus B3-induzierten Myokarditis im murinen Modell beschrieben werden. Dazu wurden MMP-2 "knockout" und Wildtyp Mäuse verwendet, die mit CVB3 infiziert wurden. Sieben Tage nach der Infektion wurden sowohl hämodynamische als auch immunhistochemische und molekularbiologische Parameter bestimmt und verglichen. Ferner wurde der Einfluss der MMP-2 auf die kardiale CVB3-Infektion auf die Mortalität untersucht.

Die Eliminierung der MMP-2-Funktion führte bei den MMP2KO-CVB3-Mäusen zu erhöhter Mortalität im Vergleich zu den WT-CVB3 Mäusen. Bei allen Tieren wurde die hämodynamische Funktion des Herzens mittels Konduktanzkatheter charakterisiert. Durch die Analyse der Druck-Volumen-Daten wurde eine reduzierte globale, systolische und diastolische Herzfunktion in den MMP2KO-CVB3 im Vergleich zu den WT-CVB3 Mäusen festegestellt. Signifikante Unterschiede an den Parametern der LV-Dilatation und der Fibroseninduktion wurden zwischen den beiden infizierten Gruppen nicht festgestellt.

Die molekularbiologische und immunhistochemische Untersuchung des Herzens zeigte allerdings eine stärkere Inflammation im Myokard der MMP2KO-CVB3 Tiere im Vergleich zu den WT-CVB3 Mäusen. Eine signifikante Migration von Immunzellen (Makrophagen, T- und B-Zellen, zytotoxischen T-Zellen) wurde immunhistochemisch im Myokard der MMP2KO-CVB3 nachgewiesen. Die Gen-Expression von verschiedenen Zytokinen, Chemokinen und Adhäsionsmolekülen war in den MMP2KO-CVB3 Tieren höher als in den WT-CVB3. Ferner manifestierten die MMP2KO-CVB3 Tiere eine gesteigerte Apoptose und höhere Viruslast als die WT-CVB3.

Die MMP-2 übt wichtige immunmodulatorische Funktionen aus. Die Wirkung der MMP-2 auf die Zytokine und Chemokine, wie IL-1β, TNF-α, CCL7 und CX_3CL1, scheint im Rahmen der Entzündung der entscheidende Mechanismus für die protektive Rolle der MMP-2 auf die CVB3-Myokarditis zu sein. Durch Regulierung dieser Moleküle kontrolliert die MMP-2 die Expression von Adhäsionsmolekülen und somit die Migration der inflammatorischen Zellen ins Herz. Die Eliminierung dieser Wirkung im Rahmen einer CVB3-Myokarditis in den MMP2KO-CVB3 Tieren führte zur starken Inflammation und ungünstiger Prognose mit erhöhter Apoptoserate von Kardiomyozyten, sowie reduzierter Herzfunktion und höherer Mortalität im Vergleich zu den WT-CVB3. Die beschriebene Wirkung der MMP-2 auf die CVB3-Myokarditis steht im Gegensatz zu ihrer Rolle in anderen kardiovaskulären Erkrankungen. Die Funktion der MMP-2 ist mit einer schlechteren Prognose in der ischämischen, dilatativen und hypertrophen Kardiomyopathie verbunden. Großer Wert wurde deswegen in den letzten Jahren auf die Entwicklung von spezifischen und unspezifischen Inhibitoren der Matrix Metalloproteinasen zur Behandlung kardiovaskulärer Erkrankungen gelegt [117, 50]. Unsere Daten zeigen jedoch, dass eine Inhibition der MMP-2 in der viralen Myokarditis durch CVB-3, eine der häufigsten Ursache der dilatativen Kardiomyopathie, nicht hilfreich ist, sondern sogar schädliche Folgen für das Herz haben kann.

Abbildungsverzeichnis

1.1 Direkter Zellschaden durch das CVB3 5
1.2 Wirkung der Zytokine auf das Myokard 7

2.1 Druck-Volumen-Kurven bei einer gesunden Maus 18
2.2 Prinzip der TaqMan-PCR 26
2.3 Berechnung der Gen-Expression bei der TaqMan-PCR 27

3.1 Mortalität 45
3.2 Kollagen I- und III-Expression 46
3.3 Kollagen I- und III-Gehalt 46
3.4 $CD3^+$- und $CD8a^+$-Zellen im Myokard sieben Tage nach der Infektion 47
3.5 $CD11b^+$-, $CD68^+$- und $CD80^+$-Zellen im Myokard sieben Tage nach der Infektion 48
3.6 $CD11b^+$-Zellen-Anreicherung im Myokard 49
3.7 $CD3^+$- und $CD8a^+$-Zellen im Myokard 50
3.8 $CD68^+$- und $CD80^+$-Zellen im Myokard 51
3.9 Expression von IFN-α, -β und -γ 52
3.10 Expression von TNF-α und IL-1β 53
3.11 Expression von IL-6, -10 und -18 54
3.12 Expression von CX_3CL1, CCL7 und CXCL10 55
3.13 Expression von CCL2, CCL8, CXL12 und CCR2 56
3.14 VCAM und ICAM 57
3.15 Aktivität von MMP-2 und -9 59
3.16 Apoptosemarker 60
3.17 Immunhistochemische Bestimmung der apoptotischen Zellen (TUNEL) 61
3.18 Viruslast 62

4.1 Abbau von MCP-3 durch MMP-2 72

Tabellenverzeichnis

1.1	Ursachen der Myokarditis	2
2.1	Gruppendesign	16
2.2	Programm für die Reverse Traskription	24
2.3	Temperatur und Zyklen bei der TaqMan-PCR	26
2.4	Verwendete Primers bei der TaqMan-PCR	28
2.5	Primers zur Bestimmung der Viruslast	29
2.6	Verwendete Antikörper bei der Immunhistochemie	30
2.7	Verwendete Puffer und Chemikalien	37
2.8	Verwendete Verbrauchsmaterialien	40
3.1	Hämodynamische Funktion sieben Tage nach der Infektion	42
3.2	Expression der Matrix Metalloproteinasen im Myokard	58

Literaturverzeichnis

[1] D. R. Anderson, J. E. Wilson, C. M. Carthy et al. Direct interactions of coxsackievirus b3 with immune cells in the splenic compartment of mice susceptible or resistant to myocarditis. *J Virol*, 70(7):4632–4645, 1996.

[2] W. P. Arend. The balance between il-1 and il-1ra in disease. *Cytokine & Growth Factor Reviews*, 13(4-5):323–340, 2002.

[3] H. T. Aretz. Myocarditis: the dallas criteria. *Human Pathology*, 18(6):619–24, June 1987. PMID: 3297992.

[4] B. Ayach, K. Fuse, T. Martino et al. Dissecting mechanisms of innate and acquired immunity in myocarditis. *Curr Opin Cardiol*, 18(3):175–181, 2003.

[5] J. Baan, E. T. van der Velde, H. G. de Bruin et al. Continuous measurement of left ventricular volume in animals and humans by conductance catheter. *Circulation*, 70(5):812–823, 1984.

[6] C. Baboonian and T. Treasure. Meta-analysis of the association of enteroviruses with human heart disease. *Heart*, 78(6):539–543, 1997.

[7] J. M. Bartlett and D. Stirling. *PCR Protocols (Methods in Molecular Biology)*. Humana Press, 2 edition, Aug. 2003.

[8] N. E. Bowles, J. Ni, D. L. Kearney et al. Detection of viruses in myocardial tissues by polymerase chain reaction. evidence of adenovirus as a common cause of myocarditis in children and adults. *J Am Coll Cardiol*, 42(3):466–472, 2003.

[9] A. L. P. Caforio, N. J. Mahon, F. Tona et al.. Circulating cardiac autoantibodies in dilated cardiomyopathy and myocarditis: pathogenetic and clinical significance. *Eur J Heart Fail*, 4(4):411–417, 2002.

[10] D. Chen, C. Assad-Kottner, C. Orrego et al. Cytokines and acute heart failure. *Critical Care Medicine*, 36(1 Suppl):S9–16, 2008. PMID: 18158483.

[11] C. Cheung, H. Luo, B. Yanagawa et al. Matrix metalloproteinases and tissue inhibitors of metalloproteinases in coxsackievirus-induced myocarditis. *Cardiovasc Pathol*, 15(2):63–74, 2006.

[12] C. Cheung, D. Marchant, E. K.-Y. Walker et al. Ablation of matrix metalloproteinase-9 increases severity of viral myocarditis in mice. *Circulation*, 117(12):1574–82, Mar. 2008. PMID: 18332263.

[13] P. Y. Cheung, G. Sawicki, M. Wozniak et al. Matrix metalloproteinase-2 contributes to ischemia-reperfusion injury in the heart. *Circulation*, 101(15):1833–1839, 2000.

[14] C. T. Cho, K. K. Feng, V. P. McCarthy et al. Role of antiviral antibodies in resistance against coxsackievirus b3 infection: interaction between preexisting antibodies and an interferon inducer. *Infection and Immunity*, 37(2):720–7, Aug. 1982. PMID: 6288570.

[15] L. H. Chow, C. J. Gauntt, and B. M. McManus. Differential effects of myocarditic variants of coxsackievirus b3 in inbred mice. a pathologic characterization of heart tissue damage. *Laboratory Investigation; a Journal of Technical Methods and Pathology*, 64(1):55–64, 1991. PMID: 1990209.

[16] A. Churg, R. D. Wang, H. Tai et al. Macrophage metalloelastase mediates acute cigarette smoke-induced inflammation via tumor necrosis factor-alpha release. *American Journal of Respiratory and Critical Care Medicine*, 167(8):1083–9, Apr. 2003. PMID: 12522030.

[17] B. Coles, C. A. Fielding, S. Rose-John et al. Classic interleukin-6 receptor signaling and interleukin-6 trans-signaling differentially control angiotensin ii-dependent hypertension, cardiac signal transducer and activator of transcription-3 activation, and vascular hypertrophy in vivo. *The American Journal of Pathology*, 171(1):315–25, July 2007. PMID: 17591976.

[18] K.-K. Conzelmann. Transcriptional activation of alpha/beta interferon genes: interference by nonsegmented negative-strand rna viruses. *J Virol*, 79(9):5241–5248, 2005.

[19] D. N. Cook, M. A. Beck, T. M. Coffman et al. Requirement of mip-1 alpha for an inflammatory response to viral infection. *Science (New York, N.Y.)*, 269(5230):1583–5, Sept. 1995. PMID: 7667639.

[20] J. Cooper. *Myocarditis: From Bench to Bedside*. Humana Press, 1 edition, Sept. 2002.

[21] D. B. Corry, A. Kiss, L.-Z. Song et al. Overlapping and independent contributions of mmp2 and mmp9 to lung allergic inflammatory cell egression through decreased cc chemokines. *FASEB J*, 18(9):995–997, 2004.

[22] D. B. Corry, K. Rishi, J. Kanellis et al. Decreased allergic lung inflammatory cell egression and increased susceptibility to asphyxiation in mmp2-deficiency. *Nat Immunol*, 3(4):347–353, 2002.

[23] R. A. Dean and C. M. Overall. Proteomics discovery of metalloproteinase substrates in the cellular context by itraq labeling reveals a diverse mmp-2 substrate degradome. *Molecular & Cellular Proteomics: MCP*, 6(4):611–23, Apr. 2007. PMID: 17200105.

[24] L. J. Dell'Italia, Q. C. Meng, E. Balcells et al. Compartmentalization of angiotensin ii generation in the dog heart. evidence for independent mechanisms in intravascular and interstitial spaces. *J Clin Invest*, 100(2):253–258, 1997.

[25] R. Deonarain, D. Cerullo, K. Fuse et al. Protective role for interferon-beta in coxsackievirus b3 infection. *Circulation*, 110(23):3540–3543, 2004.

[26] A. M. Deschamps and F. G. Spinale. Pathways of matrix metalloproteinase induction in heart failure: bioactive molecules and transcriptional regulation. *Cardiovasc Res*, 69(3):666–676, 2006.

[27] A. Diwan, Z. Dibbs, S. Nemoto et al. Targeted overexpression of noncleavable and secreted forms of tumor necrosis factor provokes disparate cardiac phenotypes. *Circulation*, 109(2):262–268, 2004.

[28] P. T. G. Elkington, C. M. O'Kane, and J. S. Friedland. The paradox of matrix metalloproteinases in infectious disease. *Clin Exp Immunol*, 142(1):12–20, 2005.

[29] A. Ergul, C. A. Walker, A. Goldberg et al. Et-1 in the myocardial interstitium: relation to myocyte ece activity and expression. *Am J Physiol Heart Circ Physiol*, 278(6):H2050–6, 2000.

[30] M. Esfandiarei and B. McManus. Molecular biology and pathogenesis of viral myocarditis. *Annu Rev Pathol*, 2007.

[31] J. Esparza, M. Kruse, J. Lee et al. Mmp-2 null mice exhibit an early onset and severe experimental autoimmune encephalomyelitis due to an increase in mmp-9 expression and activity. *FASEB J*, 18(14):1682–1691, 2004.

[32] A. Fabre and M. N. Sheppard. Sudden adult death syndrome and other non-ischaemic causes of sudden cardiac death. *Heart*, 92(3):316–320, 2006.

[33] C. Faveeuw, G. Preece, and A. Ager. Transendothelial migration of lymphocytes across high endothelial venules into lymph nodes is affected by metalloproteinases. *Blood*, 98(3):688–695, 2001.

[34] M. D. Feldman, J. M. Erikson, Y. Mao et al. Validation of a mouse conductance system to determine lv volume: comparison to echocardiography and crystals. *Am J Physiol Heart Circ Physiol*, 279(4):H1698–707, 2000.

[35] M. D. Feldman, Y. Mao, J. W. Valvano et al. Development of a multifrequency conductance catheter-based system to determine lv function in mice. *Am J Physiol Heart Circ Physiol*, 279(3):H1411–20, 2000.

[36] G. M. Felker, R. E. Thompson, J. M. Hare et al. Underlying causes and long-term survival in patients with initially unexplained cardiomyopathy. *N Engl J Med*, 342(15):1077–1084, 2000.

[37] M. S. Finkel, C. V. Oddis, T. D. Jacob et al. Negative inotropic effects of cytokines on the heart mediated by nitric oxide. *Science (New York, N.Y.)*, 257(5068):387–9, July 1992. PMID: 1631560.

[38] P. Fratzl. *Collagen: Structure and Mechanics*. Springer, 1 edition, May 2008.

[39] X. Fu, W. Parks, and J. Heinecke. Activation and silencing of matrix metalloproteinases. *Semin Cell Dev Biol*, 2007.

[40] P. Garg, M. Rojas, A. Ravi et al. Selective ablation of matrix metalloproteinase-2 exacerbates experimental colitis: contrasting role of gelatinases in the pathogenesis of colitis. *Journal of Immunology (Baltimore, Md.: 1950)*, 177(6):4103–12, Sept. 2006. PMID: 16951375.

[41] C. J. Gauntt, E. K. Godeny, C. W. Lutton et al. Role of natural killer cells in experimental murine myocarditis. *Springer Semin Immunopathol*, 11(1):51–59, 1989.

[42] D. Georgakopoulos, W. A. Mitzner, C. H. Chen et al. In vivo murine left ventricular pressure-volume relations by miniaturized conductance micromanometry. *Am J Physiol*, 274(4 Pt 2):H1416–22, 1998.

[43] I. M. Grumbach, A. Heim, P. Pring-Akerblom et al. Adenoviruses and enteroviruses as pathogens in myocarditis and dilated cardiomyopathy. *Acta Cardiol*, 54(2):83–88, 1999.

[44] A. Hamann and B. Engelhardt. *Leukocyte Trafficking. Molecular Mechanisms, Therapeutic Targets, and Methods*. Wiley-VCH, Aug. 2005.

[45] H. Haro, H. C. Crawford, B. Fingleton et al. Matrix metalloproteinase-7-dependent release of tumor necrosis factor-alpha in a model of herniated disc resorption. *The Journal of Clinical Investigation*, 105(2):143–50, 2000. PMID: 10642592.

[46] S. Hayashidani, H. Tsutsui, M. Ikeuchi et al. Targeted deletion of mmp-2 attenuates early lv rupture and late remodeling after experimental myocardial infarction. *Am J Physiol Heart Circ Physiol*, 285(3):H1229–35, 2003.

[47] S. Heymans, A. Luttun, D. Nuyens et al. Inhibition of plasminogen activators or matrix metalloproteinases prevents cardiac rupture but impairs therapeutic angiogenesis and causes cardiac failure. *Nat Med*, 5(10):1135–1142, 1999.

[48] S. Heymans, M. Pauschinger, A. De Palma et al. Inhibition of urokinase-type plasminogen activator or matrix metalloproteinases prevents cardiac injury and dysfunction during viral myocarditis. *Circulation*, 114(6):565–573, 2006.

[49] K. Hirasawa, S. Tsutsui, M. Takeda et al. Depletion of mac1-positive macrophages protects dba/2 mice from encephalomyocarditis virus-induced myocarditis and diabetes. *The Journal of General Virology*, 77 (Pt 4):737–41, Apr. 1996. PMID: 8627262.

[50] J. Hu, P. E. Van den Steen, Q.-X. A. Sang et al. Matrix metalloproteinase inhibitors as therapy for inflammatory and vascular diseases. *Nat Rev Drug Discov*, 6(6):480–498, 2007.

[51] S. Huber. Host immune responses to coxsackievirus b3. *Current Topics in Microbiology and Immunology*, 323:199–221, 2008. PMID: 18357771.

[52] S. A. Huber. Coxsackievirus-induced myocarditis is dependent on distinct immunopathogenic responses in different strains of mice. *Laboratory Investigation; a Journal of Technical Methods and Pathology*, 76(5):691–701, May 1997. PMID: 9166288.

[53] S. A. Huber. T cells expressing the gamma delta t cell receptor induce apoptosis in cardiac myocytes. *Cardiovascular Research*, 45(3):579–87, Feb. 2000. PMID: 10728379.

[54] C. Husberg, S. Nygård, A. V. Finsen et al. Cytokine expression profiling of the myocardium reveals a role for cx3cl1 (fractalkine) in heart failure. *Journal of Molecular and Cellular Cardiology*, May 2008. PMID: 18585734.

[55] S. ichiro Matsumura, S. Iwanaga, S. Mochizuki et al. Targeted deletion or pharmacological inhibition of mmp-2 prevents cardiac rupture after myocardial infarction in mice. *The Journal of Clinical Investigation*, 115(3):599–609, Mar. 2005. PMID: 15711638.

[56] A. Ito, A. Mukaiyama, Y. Itoh et al. Degradation of interleukin 1beta by matrix metalloproteinases. *J. Biol. Chem.*, 271(25):14657–14660, June 1996.

[57] T. Itoh, T. Ikeda, H. Gomi et al. Unaltered secretion of beta-amyloid precursor protein in gelatinase a (matrix metalloproteinase 2)-deficient mice. *The Journal of Biological Chemistry*, 272(36):22389–92, Sept. 1997. PMID: 9278386.

[58] T. Itoh, H. Matsuda, M. Tanioka et al. The role of matrix metalloproteinase-2 and matrix metalloproteinase-9 in antibody-induced arthritis. *Journal of Immunology (Baltimore, Md.: 1950)*, 169(5):2643–7, Sept. 2002. PMID: 12193736.

[59] C. Janeway. *Immunobiology*. Garland Science, 6 edition, June 2004.

[60] B. J. A. Janssen, T. De Celle, J. J. M. Debets et al. Effects of anesthetics on systemic hemodynamics in mice. *Am J Physiol Heart Circ Physiol*, 287(4):H1618–24, 2004.

[61] S. Joho, S. Ishizaka, R. Sievers et al. Left ventricular pressure-volume relationship in conscious mice. *Am J Physiol Heart Circ Physiol*, 292(1):H369–77, 2007.

[62] A. Kallwellis-Opara, A. Dorner, W.-C. Poller et al. Autoimmunological features in inflammatory cardiomyopathy. *Clin Res Cardiol*, 96(7):469–480, 2007.

[63] K. Kameda, T. Matsunaga, N. Abe et al. Increased pericardial fluid level of matrix metalloproteinase-9 activity in patients with acute myocardial infarction: possible role in the development of cardiac rupture. *Circ J*, 70(6):673–678, 2006.

[64] R. Kandolf, M. Sauter, C. Aepinus et al. Mechanisms and consequences of enterovirus persistence in cardiac myocytes and cells of the immune system. *Virus Research*, 62(2):149–58, Aug. 1999. PMID: 10507324.

[65] D. A. Kass, J. M. Hare, and D. Georgakopoulos. Murine cardiac function: a cautionary tail. *Circulation Research*, 82(4):519–22, Mar. 1998. PMID: 9506713.

[66] T. Kawai and S. Akira. Tlr signaling. *Seminars in Immunology*, 19(1):24–32, Feb. 2007. PMID: 17275323.

[67] C. Kishimoto, H. Kawamata, S. Sakai et al. Role of mip-2 in coxsackievirus b3 myocarditis. *Journal of Molecular and Cellular Cardiology*, 32(4):631–8, Apr. 2000. PMID: 10756119.

[68] D. E. Kleiner and W. G. Stetler-Stevenson. Quantitative zymography: detection of picogram quantities of gelatinases. *Analytical Biochemistry*, 218(2):325–9, May 1994. PMID: 8074288.

[69] K. Klingel, P. Rieger, G. Mall et al. Visualization of enteroviral replication in myocardial tissue by ultrastructural in situ hybridization: identification of target cells and cytopathic effects. *Laboratory Investigation; a Journal of Technical Methods and Pathology*, 78(10):1227–37, Oct. 1998. PMID: 9800948.

[70] K. Klingel, S. Stephan, M. Sauter et al. Pathogenesis of murine enterovirus myocarditis: virus dissemination and immune cell targets. *Journal of Virology*, 70(12):8888–95, Dec. 1996. PMID: 8971018.

[71] P. E. Kolattukudy, T. Quach, S. Bergese et al. Myocarditis induced by targeted expression of the mcp-1 gene in murine cardiac muscle. *The American Journal of Pathology*, 152(1):101–11, 1998. PMID: 9422528.

[72] U. Kuhl, M. Pauschinger, M. Noutsias et al. High prevalence of viral genomes and multiple viral infections in the myocardium of adults with idiopathicleft ventricular dysfunction. *Circulation*, 111(7):887–893, 2005.

[73] U. Kühl, M. Pauschinger, B. Seeberg et al. Viral persistence in the myocardium is associated with progressive cardiac dysfunction. *Circulation*, 112(13):1965–70, Sept. 2005. PMID: 16172268.

[74] J. R. Lane, D. A. Neumann, A. Lafond-Walker et al. Interleukin 1 or tumor necrosis factor can promote coxsackie b3-induced myocarditis in resistant b10.a mice. *The Journal of Experimental Medicine*, 175(4):1123–9, Apr. 1992. PMID: 1552283.

[75] N. T. V. Le, M. Xue, L. A. Castelnoble et al. The dual personalities of matrix metalloproteinases in inflammation. *Frontiers in Bioscience: A Journal and Virtual Library*, 12:1475–87, 2007. PMID: 17127395.

[76] T. M. Leber and F. R. Balkwill. Zymography: a single-step staining method for quantitation of proteolytic activity on substrate gels. *Analytical Biochemistry*, 249(1):24–8, June 1997. PMID: 9193704.

[77] M. H. Lehmann, H. Kühnert, S. Müller et al. Monocyte chemoattractant protein 1 (mcp-1) gene expression in dilated cardiomyopathy. *Cytokine*, 10(10):739–46, Oct. 1998. PMID: 9811526.

[78] H. Li, P. Gade, W. Xiao et al. The interferon signaling network and transcription factor c/ebp-beta. *Cell Mol Immunol*, 4(6):407–418, 2007.

[79] J. Li, P. L. Schwimmbeck, C. Tschope et al. Collagen degradation in a murine myocarditis model: relevance of matrix metalloproteinase in association with inflammatory induction. *Cardiovasc Res*, 56(2):235–247, 2002.

[80] Y. Y. Li, A. M. Feldman, Y. Sun et al. Differential expression of tissue inhibitors of metalloproteinases in the failing human heart. *Circulation*, 98(17):1728–1734, 1998.

[81] P. Libby and E. Braunwald. *Braunwald's heart disease : a textbook of cardiovascular medicine*. Saunders/Elsevier, Philadelphia, 8th ed edition, 2008.

[82] E. B. Lieberman, G. M. Hutchins, A. Herskowitz et al. Clinicopathologic description of myocarditis. *J Am Coll Cardiol*, 18(7):1617–1626, 1991.

[83] P. Liu, K. Fuse, G. Chu et al. Recent insights into the role of host innate and acquired immunity responses. *Ernst Schering Research Foundation Workshop*, 55:123–39, 2006. PMID: 16329661.

[84] B. Maisch, I. Portig, A. Ristic et al. Definition of inflammatory cardiomyopathy (myocarditis): on the way to consensus. a status report. *Herz*, 25(3):200–9, May 2000. PMID: 10904839.

[85] A. M. Manicone and J. K. McGuire. Matrix metalloproteinases as modulators of inflammation. *Seminars in Cell & Developmental Biology*, 19(1):34–41, Feb. 2008. PMID: 17707664.

[86] A. Matsumori. Hepatitis c virus infection and cardiomyopathies. *Circ Res*, 96(2):144–147, 2005.

[87] A. Matsumori, N. Tomioka, and C. Kawai. Protective effect of recombinant alpha interferon on coxsackievirus b3 myocarditis in mice. *Am Heart J*, 115(6):1229–1232, 1988.

[88] H. Matsusaka, T. Ide, S. Matsushima et al. Targeted deletion of matrix metalloproteinase 2 ameliorates myocardial remodeling in mice with chronic pressure overload. *Hypertension*, 47(4):711–7, Apr. 2006. PMID: 16505197.

[89] H. Matsusaka, M. Ikeuchi, S. Matsushima et al. Selective disruption of mmp-2 gene exacerbates myocardial inflammation and dysfunction in mice with cytokine-induced cardiomyopathy. *Am J Physiol Heart Circ Physiol*, 289(5):H1858–64, 2005.

[90] G. A. McQuibban, G. S. Butler, J. H. Gong et al. Matrix metalloproteinase activity inactivates the cxc chemokine stromal cell-derived factor-1. *The Journal of Biological Chemistry*, 276(47):43503–8, Nov. 2001. PMID: 11571304.

[91] G. A. McQuibban, J. H. Gong, E. M. Tam et al. Inflammation dampened by gelatinase a cleavage of monocyte chemoattractant protein-3. *Science*, 289(5482):1202–1206, 2000.

[92] G. A. McQuibban, J.-H. Gong, J. P. Wong et al. Matrix metalloproteinase processing of monocyte chemoattractant proteins generates cc chemokine receptor antagonists with anti-inflammatory properties in vivo. *Blood*, 100(4):1160–7, Aug. 2002. PMID: 12149192.

[93] I. Mena, C. M. Perry, S. Harkins et al. The role of b lymphocytes in coxsackievirus b3 infection. *The American Journal of Pathology*, 155(4):1205–15, Oct. 1999. PMID: 10514403.

[94] S. Monaco, V. Sparano, M. Gioia et al. Enzymatic processing of collagen iv by mmp-2 (gelatinase a) affects neutrophil migration and it is modulated by extracatalytic domains. *Protein Sci*, 15(12):2805–2815, 2006.

[95] R. Müller-Brunotte, T. Kahan, B. López et al. Myocardial fibrosis and diastolic dysfunction in patients with hypertension: results from the swedish irbesartan left ventricular hypertrophy investigation versus atenolol (silvhia). *Journal of Hypertension*, 25(9):1958–66, Sept. 2007. PMID: 17762662.

[96] D. A. Neumann, J. R. Lane, G. S. Allen et al. Viral myocarditis leading to cardiomyopathy: do cytokines contribute to pathogenesis? *Clinical Immunology and Immunopathology*, 68(2):181–90, Aug. 1993. PMID: 8395360.

[97] R. Nishio, S. Sasayama, and A. Matsumori. Left ventricular pressure-volume relationship in a murine model of congestive heart failure due to acute viral myocarditis. *J Am Coll Cardiol*, 40(8):1506–1514, 2002.

[98] L. A. J. O'Neill and A. G. Bowie. The family of five: Tir-domain-containing adaptors in toll-like receptor signalling. *Nature Reviews. Immunology*, 7(5):353–64, May 2007. PMID: 17457343.

[99] M. A. Opavsky, J. Penninger, K. Aitken et al. Susceptibility to myocarditis is dependent on the response of alphabeta t lymphocytes to coxsackieviral infection. *Circ Res*, 85(6):551–558, 1999.

[100] A. Page-McCaw, A. J. Ewald, and Z. Werb. Matrix metalloproteinases and the regulation of tissue remodelling. *Nat Rev Mol Cell Biol*, 8(3):221–233, 2007.

[101] C. R. Parish. The role of heparan sulphate in inflammation. *Nature Reviews. Immunology*, 6(9):633–43, Sept. 2006. PMID: 16917509.

[102] W. C. Parks, C. L. Wilson, and Y. S. Lopez-Boado. Matrix metalloproteinases as modulators of inflammation and innate immunity. *Nat Rev Immunol*, 4(8):617–629, 2004.

[103] M. Pauschinger, K. Chandrasekharan, M. Noutsias et al. Viral heart disease: molecular diagnosis, clinical prognosis, and treatment strategies. *Medical Microbiology and Immunology*, 193(2-3):65–9, May 2004. PMID: 14722762.

[104] M. Pauschinger, K. Chandrasekharan, and H.-P. Schultheiss. Myocardial remodeling in viral heart disease: possible interactions between inflammatory mediators and mmp-timp system. *Heart Fail Rev*, 9(1):21–31, 2004.

[105] M. Pauschinger, A. Doerner, U. Kuehl et al. Enteroviral rna replication in the myocardium of patients with left ventricular dysfunction and clinically suspected myocarditis. *Circulation*, 99(7):889–95, Feb. 1999. PMID: 10027811.

[106] M. Pauschinger, S. Rutschow, K. Chandrasekharan et al. Carvedilol improves left ventricular function in murine coxsackievirus-induced acute myocarditis association with reduced myocardial interleukin-1beta and mmp-8 expression and a modulated immune response. *Eur J Heart Fail*, 7(4):444–452, 2005.

[107] V. Polyakova, S. Hein, S. Kostin et al. Matrix metalloproteinases and their tissue inhibitors in pressure-overloaded human myocardium during heart failure progression. *J Am Coll Cardiol*, 44(8):1609–1618, 2004.

[108] C. L. Pummerer, G. Grässl, M. Sailer et al. Cardiac myosin-induced myocarditis: target recognition by autoreactive t cells requires prior activation of cardiac interstitial cells. *Laboratory Investigation; a Journal of Technical Methods and Pathology*, 74(5):845–52, May 1996. PMID: 8642780.

[109] S. Rutschow, J. Li, H.-P. Schultheiss, and M. Pauschinger. Myocardial proteases and matrix remodeling in inflammatory heart disease. *Cardiovasc Res*, 69(3):646–656, 2006.

[110] A. Saraste, A. Arola, T. Vuorinen et al. Cardiomyocyte apoptosis in experimental coxsackievirus b3 myocarditis. *Cardiovascular Pathology: The Official Journal of the Society for Cardiovascular Pathology*, 12(5):255–62, 2003. PMID: 14507574.

[111] S. Sato, R. Tsutsumi, A. Burke et al. Persistence of replicating coxsackievirus b3 in the athymic murine heart is associated with development of myocarditic lesions. *J Gen Virol*, 75 (Pt 11):2911–2924, 1994.

[112] A. Saxena, J. E. Fish, M. D. White et al. Stromal cell-derived factor-1alpha is cardioprotective after myocardial infarction. *Circulation*, 117(17):2224–31, Apr. 2008. PMID: 18427137.

[113] S. Schenk, N. Mal, A. Finan et al. Monocyte chemotactic protein-3 is a myocardial mesenchymal stem cell homing factor. *Stem Cells*, 25(1):245–251, 2007.

[114] H.-C. Selinka, A. Wolde, A. Pasch et al. Comparative analysis of two coxsackievirus b3 strains: putative influence of virus-receptor interactions on pathogenesis. *J Med Virol*, 67(2):224–233, 2002.

[115] H. K. Song, H. Noorchashm, T. H. Lin et al. Specialized cc-chemokine secretion by th1 cells in destructive autoimmune myocarditis. *Journal of Autoimmunity*, 21(4):295–303, Dec. 2003. PMID: 14624753.

[116] F. G. Spinale. Matrix metalloproteinases: regulation and dysregulation in the failing heart. *Circ Res*, 90(5):520–530, 2002.

[117] F. G. Spinale. Myocardial matrix remodeling and the matrix metalloproteinases: influence on cardiac form and function. *Physiol Rev*, 87(4):1285–1342, 2007.

[118] M. D. Spotnitz and M. Lesch. Idiopathic dilated cardiomyopathy as a late complication of healed viral (coxsackie b virus) myocarditis: historical analysis, review of the literature, and a postulated unifying hypothesis. *Prog Cardiovasc Dis*, 49(1):42–57, 2006.

[119] S. Sriramula, M. Haque, D. S. A. Majid et al. Involvement of tumor necrosis factor-alpha in angiotensin ii-mediated effects on salt appetite, hypertension, and cardiac hypertrophy. *Hypertension*, 51(5):1345–51, May 2008. PMID: 18391105.

[120] R. Srivastava. *Apoptosis, Cell Signaling, and Human Diseases*. Humana Press, 1 edition, Feb. 2007.

[121] M. D. Sternlicht and Z. Werb. How matrix metalloproteinases regulate cell behavior. *Annu Rev Cell Dev Biol*, 17:463–516, 2001.

[122] Z.-Y. Tao, M. A. Cavasin, F. Yang et al. Temporal changes in matrix metalloproteinase expression and inflammatory response associated with cardiac rupture after myocardial infarction in mice. *Life Sciences*, 74(12):1561–1572, Feb. 2004.

[123] J. G. Teodoro and P. E. Branton. Regulation of apoptosis by viral gene products. *Journal of Virology*, 71(3):1739–46, Mar. 1997. PMID: 9032302.

[124] C. V. Thomas, M. L. Coker, J. L. Zellner et al. Increased matrix metalloproteinase activity and selective upregulation in lv myocardium from patients with end-stage dilated cardiomyopathy. *Circulation*, 97(17):1708–1715, 1998.

[125] S. Tracy, M. S. Oberste, and K. M. Drescher. *Group B Coxsackieviruses*. Springer, 1 edition, Mar. 2008.

[126] C. Tschope, D. Westermann, P. Steendijk et al. Hemodynamic characterization of left ventricular function in experimental coxsackieviral myocarditis: effects of carvedilol and metoprolol. *Eur J Pharmacol*, 491(2-3):173–179, 2004.

[127] S. C. Tyagi, S. E. Campbell, H. K. Reddy et al. Matrix metalloproteinase activity expression in infarcted, noninfarcted and dilated cardiomyopathic human hearts. *Mol Cell Biochem*, 155(1):13–21, 1996.

[128] D. J. W. van Kraaij, P. E. J. van Pol, A. W. Ruiters et al. Diagnosing diastolic heart failure. *Eur J Heart Fail*, 4(4):419–430, 2002.

[129] P. Van Lint and C. Libert. Chemokine and cytokine processing by matrix metalloproteinases and its effect on leukocyte migration and inflammation. *J Leukoc Biol*, 82(6):1375–1381, 2007.

[130] F. Villarreal. *Interstitial Fibrosis in Heart Failure*. Springer-Verlag, 1 edition, Sept. 2004.

[131] M. Watanabe, M. Hitomi, K. van der Wee et al. The pros and cons of apoptosis assays for use in the study of cells, tissues, and organs. *Microscopy and Microanalysis: The Official Journal of Microscopy Society of America, Microbeam Analysis Society, Microscopical Society of Canada*, 8(5):375–91, Oct. 2002. PMID: 12533214.

[132] J. L. Weiss, J. W. Frederiksen, and M. L. Weisfeldt. Hemodynamic determinants of the time-course of fall in canine left ventricular pressure. *J Clin Invest*, 58(3):751–760, 1976.

[133] A. J. Woodiwiss, O. J. Tsotetsi, S. Sprott et al. Reduction in myocardial collagen cross-linking parallels left ventricular dilatation in rat models of systolic chamber dysfunction. *Circulation*, 103(1):155–160, 2001.

[134] B. Yang, D. F. Larson, and R. Watson. Age-related left ventricular function in the mouse: analysis based on in vivo pressure-volume relationships. *Am J Physiol*, 277(5 Pt 2):H1906–13, 1999.

[135] T. Yoshida, H. Hanawa, K. Toba et al. Expression of immunological molecules by cardiomyocytes and inflammatory and interstitial cells in rat autoimmune myocarditis. *Cardiovascular Research*, 68(2):278–88, Nov. 2005. PMID: 16018993.

Danksagung

Für die freundliche Überlassung des Themas dieser Arbeit und die umfassende Betreuung möchte ich mich ganz herzlich bei Herrn PD Dr. med. Carsten Tschöpe bedanken. Seine ständige Ansprechbarkeit bei auftretenden Fragen und seine unermündliche Motivation in schwierigen Phasen der Arbeit trugen wesentlich zum Gelingen des Projektes bei.

Weiterhin danke ich Herrn Prof. Dr. med. H.-P. Schultheiss für seine Unterstützung und die Möglichkeit der Forschung im molekularbiologischen Labor der Medizinischen Klinik mit Schwerpunkt Kardiologie, Angiologie und Pulmologie der Charité-Campus Benjamin Franklin.

Mein besonderer Dank für Herrn Dr. Dirk Westermann für seine freundliche und geduldige Untestützung in allen theoretischen und praktischen Belangen, seine Hilfe bei der Auswertung der Messungen und bei der Darstellung der Ergebnisse.

Herrn Dr. Alexander Riad und Frau Dr. Olga Khakhlova danke ich für ihre ständige Betreuung, ihre Hilfe und ihren produktiven Blick auf meine Arbeit.

Für das freundliche Klima, die anregenden Diskussionen, ihre Hilfsbereitschaft und vor allem ihre Geduld bedanke ich mich recht herzlich bei Frau Kerstin Puhl, Herrn Georg Zingler und Frau Ursula Brandt.

Darüber hinaus danke ich meinen Doktorandenkollegen Moritz Becher und Sema Uyulmaz für ihre Hilfe und den großen Spaß, den wir auch in Zeiten methodischer Schwierigkeiten hatten.

Besonders dankbar bin ich meiner Freundin Christina für ihre Ideen, ihre zahlreichen Korrekturen und ihre Unterstützung während meiner Arbeit.

Von ganzem Herzen danke ich aber meinen Eltern für ihre Unterstützung in allen Bereichen: ohne sie hätte ich diese Wörter nie schreiben können.

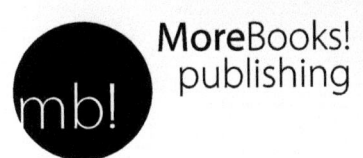
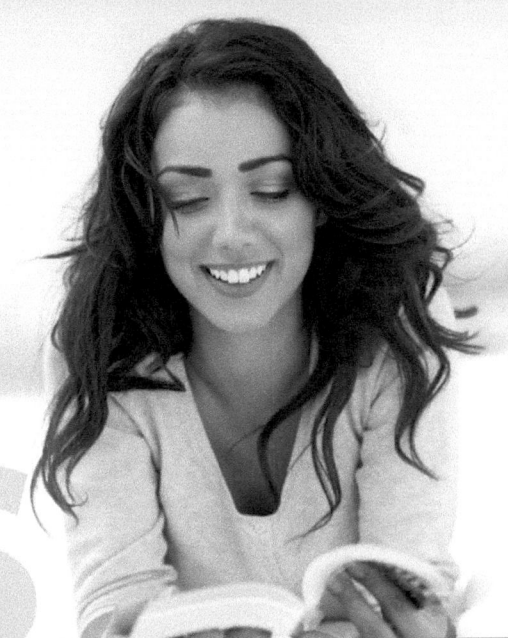

yes
i want morebooks!

Buy your books fast and straightforward online - at one of world's fastest growing online book stores! Environmentally sound due to Print-on-Demand technologies.

Buy your books online at
www.get-morebooks.com

Kaufen Sie Ihre Bücher schnell und unkompliziert online – auf einer der am schnellsten wachsenden Buchhandelsplattformen weltweit! Dank Print-On-Demand umwelt- und ressourcenschonend produziert.

Bücher schneller online kaufen
www.morebooks.de

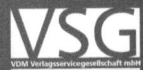

VDM Verlagsservicegesellschaft mbH
Heinrich-Böcking-Str. 6-8   Telefon: +49 681 3720 174   info@vdm-vsg.de
D - 66121 Saarbrücken   Telefax: +49 681 3720 1749   www.vdm-vsg.de

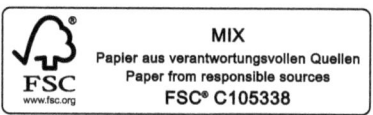

Printed by Books on Demand GmbH, Norderstedt / Germany